ESSAI

SUR

LA PHILOSOPHIE MÉDICALE,

TOURS, DE L'IMPRIMERIE DE MAME.

ESSAI

SUR

LA PHILOSOPHIE MÉDICALE,

CONTENANT

L'EXAMEN DES PRINCIPES QUI SERVENT DE BASES AUX DIVERSES THÉORIES, ET LEUR APPLICATION A LA PRATIQUE ;

Par Auguste Roullier,

DOCTEUR EN MÉDECINE DE MONTPELLIER, ET ANCIEN MÉDECIN DES ARMÉES.

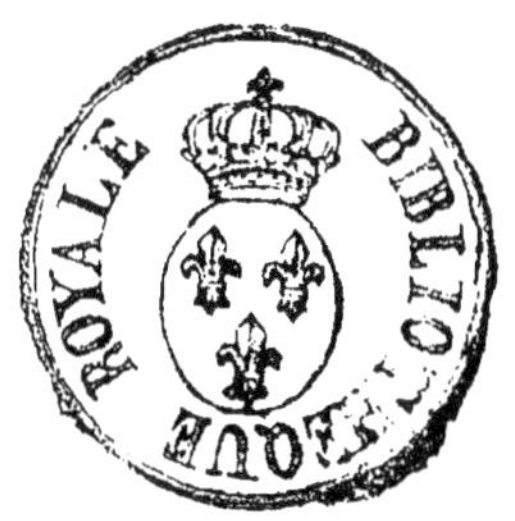

Medicina omnium artium nobilissima.

Hipp.

A PARIS,

CHEZ CROULLEBOIS, LIBRAIRE,

RUE DES MATHURINS, N.º 17.

1815.

AVANT-PROPOS.

LA Société de médecine de Bordeaux
proposa, il y a quelques années, pour un
de ses prix annuels, de déterminer l'influence des théories médicales sur la pratique. Cette question me parut très-importante ; et, sans me croire les talens nécessaires pour prétendre à une couronne
académique, j'essayai, pendant les loisirs
que me laissaient mes occupations aux
armées, de recueillir quelques matériaux
sur ce sujet.

Il me paraissait, en outre, infiniment
utile pour un médecin qui, depuis un
certain nombre d'années, s'est consacré
à la pratique de l'art de guérir, de se
rendre à lui-même un compte impartial et
sévère de sa conduite dans le traitement
des maladies aiguës et chroniques.

L'examen critique des principes que,
d'après sa propre expérience et l'autorité

des grands maîtres, il a dû nécessairement adopter comme les meilleurs, peut aussi servir à lui prouver que l'art de guérir n'est point, comme on le répète sans cesse de nos jours, et même jusqu'à satiété, un art purement conjectural.

Si ce reproche pouvait paraître fondé, au premier coup-d'œil, je demanderais : quelle est celle de nos sciences physiques qui ne partage pas, à quelques égards, la même incertitude ? En médecine, il est sans doute possible, dans l'opinion de certaines gens, de tout nier. Comment concevoir en effet, dira-t-on, qu'un homme ose entreprendre d'en guérir un autre ? Cette objection paraîtrait de quelque valeur, si l'homme qui souffre ne réclamait pas des conseils, des secours : eh ! de qui serait-il en droit de les attendre, sinon de ceux qui, sans être incrédules ou enthousiastes, qui même, sans se croire infaillibles, ont néanmoins, dans l'intention d'être utiles, consacré de longues années à la connaissance et à l'étude des lois de l'économie animale.

La pathologie est nécessairement basée sur la physiologie ; la maladie opposée à la santé ; et l'application des moyens curatifs ou la thérapeutique ne se fonde pas moins sur des faits que sur les conséquences plus ou moins heureuses que nous nous sommes rendus capables d'en tirer.

La physique et la chimie sont des élémens de la science médicale, et des élémens d'autant plus utiles qu'ils nous éclairent sur les matériaux de notre organisation. Ils nous en font connaître les lois générales et particulières, fixent les bases d'un régime qui peut nous conserver la santé, ou qui nous convient le mieux dans beaucoup de maladies. Ces sciences nous sont indispensables ; souvent même elles nous révèlent la nature et les propriétés des médicamens dont l'emploi est devenu nécessaire. Elles donnent aussi lieu à des apperçus ingénieux qu'encouragent le raisonnement et l'analogie. Mais l'expérience seule a le droit d'en constater les résultats et d'en sanctionner tous les avantages. C'est l'expérience raisonnée qui doit, en tranquillisant la conscience du médecin, le sauver des dangers d'un aveugle empirisme.

Les fonctions que le médecin est chargé de remplir dans l'ordre social doivent lui donner sans cesse l'éveil sur tous les moyens d'acquérir les connaissances qui peuvent le rendre capable de s'en acquitter dignement. Leur importance, leur utilité, justifieront sans doute l'épigraphe que j'ai mise en tête de cet Essai.

Dans l'étude de l'économie animale, le médecin retrouve à chaque instant l'application des principes de la physique et de la chimie. Les matériaux dont se composent les corps organisés nous paraissent tous plus ou moins composés. Les modifications que ces corps reçoivent dans les différentes périodes de leur durée, les altérations pathologiques auxquelles diverses circonstances peuvent les rendre sujets, nous présentent des résultats plus ou moins variés. Mais ces divers résultats nous offrent tous des combinaisons qui dépendent des mêmes lois chimiques, d'après lesquelles s'unissent et se désunissent successivement les élémens de la nature.

Le médecin doit donc considérer l'homme non seulement comme un être organisé, mais comme un être organisé d'une nature vraiment supérieure ; moins par rapport à la perfection relative de ses organes (ce qui, dans bien des cas, pourrait souffrir de nombreuses exceptions), que par rapport à tous ces effets merveilleux qui sont sous la dominance d'un principe d'action auquel la philosophie a donné, sans jamais le concevoir, les noms de nature, d'esprit, d'ame, d'archée, etc. Agent invisible qui anime le tout, et qui, selon nos besoins, selon nos fonctions, règle et dirige l'usage de ces différens organes dont la réunion forme notre corps.

Le médecin doit nécessairement connaître les nombreux systêmes et les différentes théories qui, pendant une longue suite de siècles, se sont tour-à-tour succédés. Mais dans la lecture des ouvrages composés sur l'histoire de la médecine, il me semble que le praticien, ne pouvant se permettre de suivre la science dans des détails souvent minutieux, doit s'attacher de préférence à saisir l'esprit des différens systêmes qui ont eu une influence très-marquée sur la pratique de l'art.

Plusieurs ont été, sans doute, adoptés avec trop d'enthousiasme. D'autres, quelquefois jugés avec une partialité très-condamnable, ont été persécutés à outrance, et momentanément condamnés à l'oubli pour reparaître peut-être dans la suite sous une autre forme, mais avec plus de gloire et d'éclat. En général, il y a peu de systêmes qui, sans être admissibles dans leur ensemble, ne présentent au moins quelques vérités de détail dans un jour plus favorable, n'offrent d'ingénieux apperçus, d'heureuses conjectures ou même d'excellens préceptes, dont l'application a conduit à des résultats avantageux! Leur utilité s'est alors bornée à éclaircir quelques points obscurs de la science; mais l'abus qu'on a fait ordinairement des systêmes doit toujours nous rendre très-réservés sur le choix.

Puisque l'homme est un être mixte, les fonctions qu'il doit sans cesse remplir se partagent donc nécessairement en deux ordres, c'est-à-dire en fonctions physiques et en fonctions intellectuelles. J'observerai à cet égard que, si les auteurs des différens systêmes qui ont été inventés pour en expliquer le mécanisme ne se sont, pour la plupart, attachés qu'aux seuls phénomènes physiques, c'est qu'ils ont cru devoir laisser aux métaphysiciens le soin de nous développer les lois de l'entendement et de la volonté.

Les systêmes de médecine que nous avons vus paraître à différentes époques, et qui sont venus successivement grossir l'histoire de nos erreurs, se trouvent basés sur des principes empruntés de la doctrine des matérialistes, des vitalistes ou des animistes. Ces différens systêmes ont tous une teinte particulière, plus ou moins prononcée, et qui leur vient en grande partie des opinions philosophiques qui régnaient alors. Une saine critique peut seule nous en faire connaître et le mérite et les défauts.

C'est en lisant les ouvrages de Leclerc, de Freind, de Bacher, de Sprengel, de Cabanis, de Tourtelle, d'Amoreux, de Hecker, etc., etc., etc., qu'on reconnaîtra combien sont futiles les raisonnemens dont plusieurs auteurs ont cherché à étayer leurs principes. C'est en comparant la pompe et l'éclat de ces expériences faites à l'appui avec le peu d'utilité qu'on en a si souvent retiré dans la pratique, qu'on pourrait bien se permettre de dire que si, d'une part, le luxe de la science paraît y avoir gagné, de l'autre la pureté et la simplicité de la doctrine y ont réellement perdu.

L'histoire des différens systêmes, la physiologie, la pathologie et la thérapeutique, forment les quatre divisions essentielles de la science médicale. Elles renferment le vaste champ des connaissances que le médecin doit sans cesse cultiver. Elles sont également les bases fondamentales de la nouvelle philosophie médicale dont je me suis occupé dans cet ouvrage. Cette nouvelle philosophie médicale, née en Allemagne, à donné naissance à de nombreux écrits. Sous le rapport de quelques distributions générales et particulières, elle m'a paru présenter un ensemble plus avantageux que beaucoup d'autres théories et systêmes. Mais les détails qui pouvaient être si intéressans, si utiles, sur-tout pour les jeunes praticiens, s'y trouvent malheureusement noyés dans un fatras d'expressions inintelligibles pour ceux qui ont été nourris et élevés dans les sages principes de nos meilleures écoles françaises.

En conservant le cadre et le dessin du tableau, j'ai dû nécessairement épargner au lecteur ce néologisme, qui n'offre en soi rien de bon, rien d'utile, rien qui se trouve, du moins quant aux expressions, d'accord avec ce langage hippocratique qu'on rencontre à chaque pas dans les écrits des praticiens les plus recommandables et les plus estimés. On gémit de voir que des médecins distingués, après s'être épuisés en raisonnemens à perte de vue sur le sujet et l'objet, l'absolu, l'infini, le pur néant, etc., aillent chercher dans les chimères d'un idéalisme transcendental les principes de leur doctrine physiologique, pathologique et thérapeutique.

L'exposé des principes philosophiques et l'analyse des théories médicales les plus importantes forment la première partie de cet Essai. Dans ce qui concerne la *physiologie*, j'ai dû négliger les faits particuliers pour m'arrêter de préférence aux phénomènes généraux que présente le mécanisme des différentes fonctions; d'une part, pour éviter des longueurs, pour ne pas répéter inutilement ce qu'on trouve dans tous les bons livres élémentaires; et de l'autre, parce que ces détails ne sont pas essentiellement de mon objet. J'ai dû plus particulièrement me borner à recueillir et exposer les faits qui constatent l'existence et la nature des forces vitales, leur direction, leurs modifications les plus essentielles dans tous les phénomènes qui dépendent de leur balancement, de leur antagonisme.

Dans la partie qui traite de la *pathologie*, après avoir examiné sur quels principes sont basées les nomenclatures qui, offrant le plus d'avantages, ayant le plus de mérite réel, ont été dès-lors le mieux accueillies, et le plus généralement adoptées, je me suis permis d'entrer dans quelques détails importans qui concernent l'ordre des pyrexies ou maladies fébriles. J'ai tâché de placer dans le jour le plus favorable les raisonnemens qui, en nous aidant à classer les maladies de cet ordre, nous enseignent à nous rapprocher le plus sûrement, dans nos différentes méthodes curatives, de la marche de la nature. Sans me livrer à des discussions vraiment inutiles pour le praticien, j'ai cherché à réduire, en dernière analyse, les modifications que nous présentent les pyrexies à des phénomènes nerveux, inflammatoires, gastriques et putrides, n'en isolant cependant jamais l'état sthénique ou asthénique qui peut et doit en être ou la cause ou l'effet.

Les maladies qu'on nomme ordinairement chroniques méritent, sans contredit, la plus grande considération. La nature agit alors si lentement, ou fait si peu pour la guérison de ces maladies, qu'il faut nécessairement que le médecin appèle à son secours toutes les ressources de la thérapeutique, pour procurer au moins du soulagement quand la guérison radicale se trouve réellement au-dessus des forces de la nature et de l'art.

Les maladies chroniques nous offrent, comme les pyrexies, des phénomènes qui dépendent d'accidens nerveux, d'un état inflammatoire ou d'un état cachectique, suite d'une altération profonde des forces digestives. Plusieurs maladies chroniques sont entretenues, peut-être même occasionnées par des lésions organiques plus ou moins graves, et que l'importance respective des fonctions qui s'en trouvent lésées rend ou légères ou fâcheuses.

La *thérapeutique* étant, comme on le sait, une des branches les plus essentielles de la pratique médicale, doit être envisagée par le médecin sous tous les rapports qui la lui rendent si nécessaire et si utile. Les moyens curatifs qu'elle met à notre disposition sont empruntés de la *diète*, qui embrasse le régime diététique, soit interne, soit externe, soit moral; de la *gymnastique*, de la *pharmacie* et de la *chirurgie*.

Ce qui concerne l'air, les alimens et les boissons, est du ressort du régime diététique interne.

Les bains, les lotions, fomentations, embrocations, douches, injections, fumigations, épithêmes, collyres, les différentes espèces de frictions, l'insolation, l'application de l'électricité, du galvanisme et de l'aimant, doivent être regardés comme autant d'articles importans du régime diététique externe.

Le régime diététique moral comprend nécessairement tout ce qui, pour un malade, peut devenir objet de tranquillité, d'amusement ou de dissipation. Il est des circonstances où le repos, un silence absolu, la privation de la lumière, sont indispensables pour procurer la guérison. Dans d'autres cas, des lectures agréables, la musique, le chant, la conversation, deviennent des moyens précieux et qui accélèrent le rétablissement de la santé.

Toutes les ressources qu'offre au médecin le régime diététique, et dont l'emploi, selon l'âge, le sexe, les tempéramens, l'idiosyncrasie, devient plus ou moins utile, plus ou moins nécessaire, font également partie de cette branche de la médecine à laquelle on a donné le nom d'hygiène ou médecine prophylactique.

La *gymnastique*, beaucoup trop négligée de nos jours, nous offre des ressources d'un genre particulier, et auxquelles, dans les maladies chroniques, nous devrions avoir souvent recours de préférence, parce que les secousses qu'elles donnent à la machine mettent quelquefois la nature à même de rétablir elle seule l'équilibre. Combien de personnes ne doivent la bonne santé dont elles jouissent qu'à leur sobriété et à un exercice modéré. La promenade, la danse, les jeux qui exigent plus ou moins de mouvement, tels que le billard, la paume, l'exercice des armes, etc., seront dans bien des cas infiniment utiles. La gestation en voiture ou sur l'eau, la natation, l'équitation, les voyages de mer seront également conseillés, dans quelques circonstances, avec beaucoup d'avantage. Le genre de mouvement communiqué à tout le corps dans les différentes espèces de balançoires, et dans des machines mues circulairement, a paru au célèbre Darwin devoir être avantageux dans le traitement de plusieurs maladies.

La *pharmacie*, qui nous offre tant de ressources pour la guérison des maladies, se divise en deux branches, la pharmacologie et la pharmacopée. La pharmacologie, proprement dite, et qu'on désignait autrefois sous le nom de matière médicale, nous enseigne le nom spécifique et les propriétés, soit physiques, soit chimiques, des substances médicamenteuses que nous empruntons des trois règnes. Elle exige, sous ce rapport, des connaissances plus ou moins étendues d'histoire naturelle. La pharmacopée traite de la préparation des médicamens; et c'est particulièrement sur des procédés chimiques et physiques qu'elle fonde ses diverses opérations.

Les méthodes adoptées jusqu'ici pour la

classification des substances médicamenteuses sont toutes sujètes à des objections. Il
ne me paraît nullement avantageux, pour
l'usage habituel du praticien, de ranger simplement les médicamens par ordre alpha-
bétique. C'est rapprocher ensemble des objets qui n'ont entre eux aucune espèce de
rapport ; c'est en séparer et désunir qui
réunissent des caractères semblables et
jouissent de propriétés analogues.

La division empruntée des trois règnes
de la nature, quoiqu'elle soit inexacte sous
plusieurs rapports, est au moins simple et
facile à retenir. Les subdivisions relatives
aux parties des végétaux qui nous fournissent des substances médicamenteuses, se
classent aisément dans la mémoire ; mais
il faut au praticien une méthode qui l'aide
à se rappeler, exactement et sans peine,
l'effet que produisent généralement les substances minérales, végétales ou animales,
dont il désire faire usage. C'est pourquoi
les médicamens ont été divisés, par quelques médecins, en évacuans et en altérans :
prenant ensuite pour titres de leurs subdi-

visions les propriétés médicamenteuses des substances généralement employées, et sur lesquelles la majorité des praticiens se trouve à peu près d'accord.

Delà les dénominations de toniques, d'astringens, de sédatifs, d'expectorans, de diurétiques, sudorifiques, etc. ; dénominations qui, d'après les idées ds Brown, sont regardées en grande partie comme illusoires, et dès-lors discréditées dans la plupart des ouvrages récemment publiés sur la thérapeutique et la matière médicale. Faudra-t-il donc proscrire les écrits de Lieutaud, de Cullen, de Desbois de Rochefort, et autres praticiens qui ont adopté ces dénominations, parce que la rédaction de leurs ouvrages est basée sur des principes qui ne s'accordent plus avec nos nouvelles nomenclatures ? On a eu trop souvent, en médecine, la manie de mettre des mots nouveaux à la place des anciennes vérités. Mais, quelle que puisse être, à cet égard, l'opinion des jeunes médecins, ils trouveront, en lisant les ouvrages que j'ai cités, des détails pratiques, d'excellentes vues et de sages préceptes qui leur seront toujours d'une très-grande utilité. La matière médicale du docteur Schwilgné, à quelques modifications près, se rapproche beaucoup du même plan. Mais elle contient des améliorations devenues indispensables, à raison des progrès de la chimie, et des changemens que nécessitaient quelques nouveaux points de doctrine.

Le docteur Alibert a publié une Thérapeutique également estimable par la manière dont elle est rédigée, l'élégance du style, et les raisonnemens très-judicieux dont il fait usage, pour éclaircir les difficultés qui naissent du sujet. Il a classé les médicamens relativement à l'action qu'ils exercent, plus ou moins spécifiquement, sur tel ou tel tissu, sur tel ou tel système d'organes, rejettant comme erronées les subdivisions qu'avaient adoptées plusieurs de ses prédécesseurs, et qui se trouvent fondées sur des principes aujourd'hui bannis des écoles.

On pourrait faire sans doute, à M. Alibert, les mêmes objections qu'on a faites au professeur Pinel, par rapport à la classification de quelques maladies ; mais il est d'une nécessité réellement indispensable d'adopter, dans l'étude des sciences médicales, une méthode quelconque, fût-elle même vicieuse ; on s'attache moins alors à la forme qu'au fond : et généralement, on ne fait guère cas des ouvrages de ce genre, qu'autant qu'ils contiennent des observations sur lesquelles il soit permis de compter, et qui même, à raison de leur utilité réelle, compensent de légères imperfections.

Sans vouloir entrer ici en lice pour justifier les idées des anciens et leur pathologie humorale, je me permettrai de dire, que, depuis les belles découvertes de Bichat sur les membranes, on a donné, à ce qu'il me semble, trop d'extension à ses idées sur les tissus. On a peut-être eu tort de vouloir classer les maladies, d'après les tissus qu'elles affectent, et l'action des médicamens, d'après ces mêmes tissus, sur lesquels on croit qu'ils agissent plus particulièrement.

La *chirurgie* n'est, à proprement parler, qu'une des branches de la thérapeutique ; mais, à raison des services importans qu'elle rend sans cesse dans la pratique, elle doit être regardée comme une de ses branches les plus essentielles. La variété des différens objets qui sont plus particulièrement de son ressort, en a fait en quelque sorte, comme de la pharmacie, une profession à part. Encore a-t-il fallu que, pour le perfectionnement de quelques-unes des branches de la chirurgie, la vie toute entière d'hommes habiles et instruits y fût exclusivement consacrée. Ainsi nous voyons des praticiens distingués dans l'art de la chirurgie, ne s'annoncer que comme dentistes, oculistes, accoucheurs, lithotomistes, chirurgiens herniaires, etc., etc.

Il est, sans contredit, avantageux que le médecin qui ne se destine qu'au traitement des maladies internes, s'initie dans les différentes branches de la chirurgie. Les rapports que les maladies internes ont nécessairement avec les divers accidens qui exigent un traitement chirurgical, doivent en faire sentir toute la nécessité. Mais ce ne sera jamais pour l'avantage de l'art, ni même pour le bien des malades, qu'un seul homme voudra réunir la pratique de ces deux professions dans toute leur étendue.

L'art chirurgical qui, sous plusieurs rapports, se trouve en relation avec les sciences physiques, paraît être comme elles, dans ses résultats, exempt de l'arbitraire et du tâtonnement qu'on reproche à la médecine. Mais je crois que, malgré cela, on regardera toujours comme l'effet d'un zèle mal entendu, je pourrais même dire d'un enthousiasme dangereux, la prétention qu'ont eue certaines gens de croire que la chirurgie possède toujours un degré de certitude, dont la médecine ne leur paraît jamais susceptible.

Sans doute que le mécanisme du procédé opératoire, fixé d'une manière précise, d'après des données qui sont de rigueur, jouit, jusqu'à un certain point, de toute la certitude des arts du même ordre. Mais le diagnostic, fondé sur l'examen le plus scrupuleux de toutes les circonstances essentielles, sur une connaissance et un rapprochement exacts des symptômes qui prouvent la nécessité ou l'inutilité de l'opération, ou même la préférence que l'on doit donner à tel ou tel procédé opératoire, est-il toujours sûr, toujours infaillible ?

Il ne faut qu'ouvrir les ouvrages de l'art les plus estimés pour y trouver, à cet égard, l'aveu d'erreurs funestes commises par des maîtres du premier mérite ! Quant au pronostic, il est au moins douteux, puisque le succès de l'opération, pratiquée par un artiste habile, est nécessairement soumis à des chances de toute espèce, et qui sont souvent les mêmes que celles auxquelles se trouve exposé le médecin, dans le traitement des maladies internes.

ESSAI

SUR

LA PHILOSOPHIE MÉDICALE.

PREMIÈRE PARTIE.

PREMIÈRE SECTION.

CHAPITRE PREMIER.

Principes philosophiques.

La philosophie a toujours eu et aura toujours une influence plus ou moins directe sur les connaissances médicales ; mais dans quelle acception devons-nous prendre le mot de philosophie appliquée à l'art de guérir, et considérée dans le sens qui lui est le plus favorable? La philosophie se rapporte moins alors, il me semble, à cette méthode

ambitieuse et usurpatrice qui se plaît dans des spéculations hasardées, des assertions hypothétiques,
des opinions arbitraires, qu'à la prétention plus
modeste et plus utile de classser avec ordre les
matériaux de la science.

Elle exige en outre un esprit judicieux et orné,
un goût épuré, un discernement sain qui, sans
nous permettre de nous laisser égarer par la passion, nous ramène sans cesse vers une critique
sage et sévère. C'est en adoptant cette méthode
qu'il est possible d'indiquer le chemin que nous
devons suivre dans la recherche de la vérité.

Un esprit philosophique et un jugement sain
doivent toujours, en médecine, nous être véritablement utiles ; ils nous sont même indispensables pour nous aider à séparer les connaissances
vraies, et fondées sur l'expérience, des hypothèses auxquelles des principes abstraits, des observations inexactes, ou des suppositions arbitraires
ont pu donner naissance. Sans leur secours, il
faut renoncer à établir, entre les différentes parties
de la science, cette liaison, cette harmonie dont
elles sont susceptibles.

Dans les recherches philosophiques auxquelles
les Anciens et les Modernes se sont livrés, on
a retiré à peu près tout le parti possible de la
méthode analytique. La philosophie ancienne, nous
dit M. Degérando, s'était trouvée partagée entre
l'idéalisme de Platon, le matérialisme d'Epicure,

le dogmatisme d'Aristote, et le doute de Sextus.
Bacon, Descartes et Leibnitz, fondèrent, parmi
les Modernes, trois écoles bien distinctes. La première base les connaissances humaines sur l'expérience ; la seconde sur le doute méthodique et
les idées innées ; la troisième sur les vérités nécessaires, le principe de la contradiction et de
la raison suffisante.

On fit subir dans la suite, à ces systêmes philo-
phiques, plusieurs changemens, plusieurs modifications, mais dont les détails ne sont pas de mon
objet. Quelques philosophes se crurent en droit
de regarder la sensibilité comme une faculté passive de l'ame, en vertu de laquelle elle est susceptible d'être modifiée, affectée par les objets
extérieurs, d'en concevoir des représentations, à
l'occasion des impressions faites sur les sens par
toutes les causes externes. D'autres, avec Leibnitz,
considéraient la sensibilité comme une faculté toute
active, et ses modifications comme les produits
de l'entendement. Cette diversité d'opinions vient
ici de ce qu'on n'établit point assez clairement
la différence qui existe entre sensation et sentiment.

Il y a dans chaque sensation deux choses à distinguer ; 1.º l'excitation des causes externes sur
l'organe sensible ; 2.º la faculté qu'a l'ame de percevoir, de sentir cette excitation, en un mot,
d'avoir une sensation physique, un sentiment. Une

(4)

sensation perçue, sentie, devient donc sentiment.
J. J. Rousseau avait bien saisi la cause de cette
difficulté. « Un des abus les plus fréquens de la
» philosophie du siècle, nous dit-il, c'est d'at-
» tribuer trop souvent au physique ce qu'il faut
» imputer au moral. Nos sentimens ne sont point
» l'effet de nos raisonnemens, mais ils les pré-
» cèdent. »

Jaloux de terminer les longues guerres qui dé-
solaient depuis long-tems l'empire de la philosophie (1), jaloux de mettre fin aux vives discussions qui se sont si souvent élevées entre le dogmatisme et le scepticisme, entre les théories rationnelles et expérimentales, entre l'idéalisme et
le matérialisme, Kant, célèbre professeur de philosophie à Kœnisberg, propose une nouvelle doctrine; il l'appèle *philosophie critique* en opposition au dogmatisme qui part d'assertions préala-
bles, supposées démontrées, et au septicisme qui
n'admet la possibilité d'aucune certitude.

En étudiant avec soin la nature, en cherchant
à connaître la destination et l'étendue des diverses
facultés de notre intelligence, Kant désirait déduire de cet examen non ce qui est vrai, ce
qui est positif en soi-même, mais ce qui est
nécessairement indubitable et de toute réalité

____

(1) V. le Conservateur. Paris, an VIII.

pour nous. Le but essentiel de ce philosophe critique est donc de démontrer l'impossibilité de connaître les choses en elles-mêmes, et c'est aussi ce qu'il établit pour premier principe de sa philosophie. Le second principe est que la source des connaissances de l'homme se trouve en lui, c'est-à-dire dans la manière ou dans la forme dont sa sensibilité, son entendement et sa raison, qui sont les trois organes de son savoir, lui permettent de saisir la multitude des objets.

La sensibilité et l'entendement ne peuvent s'appliquer qu'aux objets physiques. Les choses métaphysiques sont du ressort de la raison. Les formes ou catégories de l'entendement se rapportent à la quantité, à la qualité, à la relation et à la modalité.

Voilà, nous disent les plus célèbres analystes des ouvrages de Kant, les notions mères et radicales que l'entendement possède *à priori*, et qui le constituent faculté pure et simple ; attendu que c'est par ces notions seules que l'entendement peut concevoir. quelque chose, se reconnaître au milieu de cette diversité si grande d'objets qui le frappent, qu'il peut les distinguer, les réunir, pour embrasser par la pensée l'unité d'un objet.

« La philosophie critique, remarque M. Ancillon, dont les écrits sont si recommandables, admet comme dualité primitive le *sujet* et l'*objet*. Le sujet est le principe et la forme de nos représentations. Il fournit, comme faculté de sentir les conditions de la sensation, comme faculté de connaître, les conditions du jugement. L'objet est le principe de la matière de nos sensations; c'est lui qui nous donne des intuitions phénoméniques. »

L'heureuse et nouvelle impulsion que donnèrent à la philosophie les principes de la méthode synthétique de Kant firent concevoir à Fichte, à Schelling, à Kilian et à d'autres hommes célèbres en Allemagne, l'espérance d'obtenir des résultats non moins satisfaisans, en l'appliquant aux sciences physiques et à la médecine.

Mais le défaut de précision dont s'est servi Schelling pour énoncer les lois de la nouvelle doctrine, la trop grande extension qu'il a quelquefois donnée à ses idées sur le dualisme de la nature, l'ont souvent rendu confus et inintelligible pour les uns, tandis qu'il était regardé par d'autres comme un génie sublime et profond. Quelques-uns de ses sectateurs se plaisent à regarder ses apperçus ingénieux comme les véritables élémens d'une philosophie vraiment transcendentale, d'une philosophie médicale *à priori*, comme on ose l'appeler.

Ceux qui vinrent après Schelling, ou ne l'ayant pas compris, ou voulant enchérir sur ses idées, quelquefois même éclaircir ce qui leur paraissait obscur, souvent avec l'intention de dire réellement la même chose, parlèrent un langage tout-à-fait différent. En voulant introduire dans la médecine une terminologie nouvelle, empruntée des sciences mathématiques, et qui lui convient si peu, on finit par ne plus s'entendre, on gâta tout le bien que pouvait produire dans les sciences physiques et dans la médecine la méthode synthétique de Kant. On partait de principes vrais, mais en raisonnant mal, on arriva nécessairement à des conséquences le plus souvent hypothétiques, et quelquefois même tout-à-fait fausses.

La philosophie s'était réellement perfectionnée par les travaux de Kant. Les sciences physiques et chimiques s'enrichissaient chaque jour par de nouvelles découvertes. Il devenait donc intéressant pour la médecine de tâcher aussi de se frayer une route en quelque sorte nouvelle. L'expérience doit toujours être, sans doute, la boussole du médecin; mais il y a malheureusement beaucoup de maladies où nous sommes restés infiniment en arrière par rapport à leur étiologie et leur traitement. Le bien de l'humanité exige donc, de la part du médecin, un redoublement d'efforts et de zèle; il réclame de nouvelles tentatives, de nouveaux essais variés et nombreux; mais comment espérer d'atteindre un but si désirable, si ce n'est en cherchant à s'élever par le raisonnement au-dessus des méthodes empiriques et routinières.

On s'était livré pendant plusieurs siècles, avec

un succès étonnant, à l'étude analytique des différentes branches dont se compose l'art de guérir. Il
parut avantageux, peut-être même indispensable,
à quelques médecins instruits et judicieux, de suivre
une autre route, et d'examiner de nouveau avec
le plus grand soin, avec la plus scrupuleuse exactitude, toutes les parties et même jusqu'aux fondations de cet antique et vaste édifice. On crut
mieux faire ; on voulut en construire un nouveau.
Divers plans furent proposés ; chacun se flattait
d'établir et de fixer d'une manière plus sûre, plus
utile, les connaissances fondamentales et élémentaires de l'art, celles auxquelles il est du moins
raisonnablement permis de s'attacher, en adoptant
la marche synthétique de Kant.

Les rapports qui lient, d'une manière si admirable, l'homme à tous les êtres qui l'entourent,
étaient étudiés depuis long-tems et paraissaient suffisamment connus. Ne pouvait-on pas se flatter,
dès-lors, de pouvoir suivre avec plus de régularité le développement des opérations de la vie qui
se rapportent à l'extérieur ! Ne devait-on pas se
croire plus à même de les distinguer, mieux qu'on
ne l'avait fait auparavant, de celles qui, concen-
trées dans l'intérieur, appartiennent exclusivement
à l'organisme !

Le désir de remplir cette tâche si glorieuse et si
estimable excusait, en quelque sorte, l'enthousiasme
de ceux qui se persuadaient, d'après leur zèle et

leur courage, faire prendre à notre art un nouvel essor, et asseoir, d'une manière inébranlable, les fondemens d'une nouvelle philosophie médicale ; en un mot, nous présenter un tableau plus exact et mieux ordonné de la science de l'homme.

Les systêmes philosophiques qui, dans ces derniers tems, ont partagé l'Allemagne, sont la philosophie critique, l'idéalisme transcendental et la philosophie de la nature.

En résumant les dogmes de la philosophie critique, nous y voyons que ce qui est *nécessaire* et *universel*, dans nos représentations, appartient au *sujet* ; ce qu'il y a de *variable* et de *particulier* appartient à *l'objet*, et la réalité résulte de la réunion de l'un et de l'autre. La base fondamentale de l'idéalisme et de la philosophie de la nature, c'est *l'existence ;* c'est d'elle que partent leurs théories dogmatiques. Elle est leur principe générateur. Ce serait une folie de vouloir définir l'existence. L'existence est une, simple, indivisible. Toute définition qu'on voudrait en donner ne serait alors que l'énumération des qualités que l'on distingue et que l'on apperçoit dans le *sujet* (1).

____

(1) V. Ancillon, Mêl. de littérature et de philosophie, Paris, 1809.

CHAPITRE II.

L'existence de Dieu, vérité première et fondamentale.

Sans regarder, et peut-être avec raison, *tout systéme partiel comme nécessairement faux*, au moins devons-nous l'envisager comme inexact, puisqu'en effet tout est lié et tout s'enchaîne dans la nature ; dès-lors, on sent la nécessité de remonter à une vérité première, unique, fondamentale. De cette vérité, on croit possible alors de déduire, par le raisonnement, les faits secondaires, qui sont en quelque sorte les élémens de toutes les sciences particulières.

Telle est, sous bien des rapports, la marche synthétique qu'il est permis de regarder comme la meilleure, et qu'on peut se proposer de suivre ; mais l'homme, dans le délire de l'orgueil, se persuade trop aisément pouvoir tout connaître. Combien de fois ne l'avons-nous pas vu, s'abandonnant aux rêveries de son imagination, oubliant son igno·rance et sa faiblesse, s'écrier avec un enthousiasme presque fanatique : je puis *démontrer l'univers !*

Dans mille autres circonstances, ne l'avons-nous pas vu blasé sur toutes les merveilles de la nature, vainement entouré sans cesse des prodiges de l'art et des productions du globe qu'il habite, au sein même des plus douces jouissances de la société, nier froidement l'existence de celui qui a tout créé ! Ne prétend-il pas quelquefois prouver que les plus belles productions du génie ne sont que l'effet du hasard !!!

Hélas ! combien d'écrivains, après plus d'un demi-siècle de pénibles travaux, ne laissent-ils souvent après eux qu'un monument fragile de leur folie, eux qui croyaient avoir méthodiquement réduit la nature en systême ! Je ne m'arrêterai point à parler ici de ceux qui sont d'assez mauvaise foi pour refuser, malgré le témoignage de leur conscience, de rendre hommage à la vérité. Leur conduite est digne de mépris.

Sans doute qu'avec les meilleures intentions, il est possible de se tromper ; et dans la solution des questions les plus épineuses de la philosophie, cela n'a souvent lieu que parce qu'en se livrant trop à son imagination, on abuse des ressources de l'induction et de l'analogie. « Si nous cherchons, dit » M. De Gérando, le véritable point de sépara- » tion auquel commence la divergence des sectes » philosophiques, nous trouverons qu'il réside » constamment dans la lutte établie dès l'origine, » entre l'expérience et le raisonnement, entre les » sens et la réflexion, entre les faits et les principes, » entre l'instinct et la spéculation, entre les idées

» de l'homme et le témoignage de la nature, ou
» dans le besoin de concilier ces autorités, en ap-
» parence contraires. »

Quand le savoir cesse, quand l'expérience manque, malheureusement bien des fois on invente;
on croit suivre le chemin de la vérité, on se croit
toujours guidé par la raison, mais on s'enfonce de
plus en plus dans les épaisses ténèbres de l'erreur.

C'est certainement avoir rendu, dans les sciences
philosophiques, un très-grand service, que de s'être
occupé d'y introduire une méthode critique. On
peut, à l'aide de cette méthode, espérer, en quelque sorte, mettre un frein à l'imagination, et prévenir, à bien des égards, le mal que peuvent faire
dans les sciences les faux raisonnemens. A l'aide de
la méthode critique, on sera toujours à même de
trouver avec plus de précision, les limites qui circonscrivent l'empire de la raison.

On pourra mieux connaître alors le terme dont
il est permis de partir pour éviter de s'égarer, sans
qu'il cesse d'être possible d'y revenir, même par des
voies bien différentes. Toutes les opérations de l'entendement se trouvent ramenées, comme le démontre Kant, aux quatre notions premières ou catégoriques dont nous avons parlé plus haut. Appliquées aux objets sensibles, ces notions catégoriques
se réalisent sous la forme d'images, qui peignent au
sens intuitif toutes les pensées de l'entendement.

Puisque les matériaux d'une philosophie critique

et rationelle sont en nous, consultons la raison, et ne cherchant point à nous soustraire à ses lois, nous pouvons espérer de connaître un jour la vérité. Mais dans les sciences physiques, les ressources du raisonnement ne sont que secondaires, la connaissance des faits et l'expérience doivent toujours précéder. Il est vrai que, d'une part, nos tentatives ne sont que trop souvent inexactes et infructueuses, et de l'autre, les phénomènes de la nature sont si variés, si nombreux, qu'il a fallu le travail et la sagacité de plusieurs siècles, pour enrichir celui dans lequel nous vivons, de tant de belles et utiles découvertes.

A mesure que les sciences se perfectionnèrent, en agrandissant leur domaine, on chercha, non sans espérance de succès, à concentrer, pour ainsi dire dans un même point, à ramener à un principe général et fondamental, les explications si différentes qu'on a données des phénomènes physiques. On avait depuis long-tems démontré que tous les mouvemens, qui s'exécutent dans l'Univers, sont des mouvemens d'attraction et de répulsion. Ces mouvemens se balancent sans cesse l'un par l'autre. Ils se répètent et se reproduisent alternativement, mais en se modifiant de mille et mille manières dans la formation des êtres organiques et inorganiques, dans les différentes compositions et décompositions chimiques, et dans toutes les productions des règnes minéral, végétal et animal.

La lumière, l'électricité, le galvanisme, le magnétisme et les différens fluides gazeux contribuent, par leurs diverses combinaisons, à la production de toutes les merveilles qui nous environnent. Tour-à-tour élémens destructeurs ou conservateurs, peut-être les différens fluides, dont la physique et la chimie nous ont successivement démontré l'existence et les propriétés, ne sont-ils tous que des modifications d'un fluide universel qui établit des relations plus ou moins directes entre toutes les parties de l'Univers !

L'homme a été appelé à la contemplation des merveilles de la nature ; et quand la passion ou les préjugés n'étouffent point en lui le cri de la raison, il est bientôt forcé de reconnaître qu'un principe universel d'action anime et vivifie tout ce qui existe. Tout lui enseigne qu'un moteur immatériel a créé et mis l'Univers en mouvement, et que ce mouvement primitif ne peut se communiquer ni se maintenir qu'en vertu des lois établies par sa suprême volonté.

Il existe donc un éternel arbitre des destinées de l'Univers, dont la nature incompréhensible est au-dessus des faibles conceptions de l'esprit humain, mais dont la puissance infinie se manifeste dans la magnificence de toutes ses productions ; de lui seul il fut permis de dire :

> . . . Nil majus generatur ipso
> Nec viget quidquam simile, aut secundùm.
>
> Hor.

Telle est donc pour nous la plus importante vérité, et à laquelle s'étaient élevés depuis long-tems,
par leurs profondes méditations, les philosophes
théistes de l'antiquité. Ils avaient su très-sagement
apprécier tous les faux raisonnemens, toutes les
conséquences absurdes et dangereuses, dans lesquelles peuvent être entraînés l'athée et le maté-
rialiste. Ils signalèrent avec courage tous les dangers, tous les abus de ces principes vicieux qui,
par leurs funestes conséquences, tendent sans cesse
à démoraliser l'homme, à lui faire perdre cette
élévation d'ame qui seule appelle et féconde les
grandes pensées, à lui faire oublier ses devoirs,
dans un siècle où l'on rencontre si souvent la morale de l'esprit, et rarement celle du cœur.

A l'aide des seules lumières de la raison, les
philosophes théistes enseignèrent, dans les beaux
jours de la philosophie, que l'Univers n'a pu sortir
imparfait des mains du Créateur ; que malgré nos
murmures et nos plaintes, si souvent injustes, tout
se compense, et que chaque chose se trouve être à
la place qui lui convient le mieux.

Etudiez la nature dans ses détails ; et du désordre
apparent des divers élémens, vous verrez par-tout
naître la plus étonnante harmonie. A chaque pas
vous serez frappé d'admiration, en rencontrant tant
d'utiles et sublimes contrastes. La douleur même
cessera, pour ainsi dire, de paraître à vos yeux un
mal, puisqu'elle sert à vous avertir des dangers qui

menacent vos jours. Enfin vous vous accoutumerez, avec une pieuse résignation, à ne plus envisager la mort que comme une loi indispensable, que comme un passage nécessaire à des modifications nouvelles et d'un autre ordre, où le juste doit espérer la récompense de ses vertus, et le méchant craindre la punition de ses crimes.

Rien ne fut donc créé en vain. Tout s'enchaîne et s'unit d'après des rapports de convenance ou de disconvenance réciproques, dont, à la vérité, la cause finale nous échappe le plus souvent, mais qui ne pouvaient être coordonnées ainsi que pour le bien général. La divine influence du Créateur anime et vivifie tout ce qui est, et maintient, entre toutes les parties de l'Univers, l'ordre immuable qui fut établi par sa sagesse.

CHAPITRE III.

*Considérations sur l'organisation de l'Univers,
sur la vie générale et individuelle.*

———

Il ne nous est possible de concevoir la vie que comme un mode d'existence, ou particulier ou général.

Tout ce qui est *sensible* ou *corporel* ne peut avoir en soi d'autre vie absolue que celle qui anime l'Univers ; car, malgré l'opinion de quelques mystiques, hors de l'Univers l'individu n'est rien, et il n'existe même que parce qu'il est une des parties constituantes de la chaîne immense des êtres.

En regardant la vie considérée dans un sens absolu, non comme un simple résultat du mouvement, mais plutôt comme le principe d'une individualité déterminée, on s'est trouvé forcé, pour s'entendre, d'admettre une matière brute et une matière vivante, des êtres organiques et inorganiques. Toutes ces distinctions, qui ont occasionné parmi les philosophes tant de discussions, ne doivent cependant jamais être considérées que comme relatives.

Si nous ne pouvons raisonnablement espérer de

jamais connaître l'essence des choses, ne nous suffit-il pas d'être au moins arrivé à un terme qui, sans être aussi satisfaisant que nous le désirerions, nous permet cependant de concevoir et d'admettre que tout est vivant, que tout est animé dans la nature?

La vie absolue se manifeste à nous dans toutes les parties de l'Univers ; elle s'y manifeste également dans les grands corps célestes qui peuplent l'espace. Les astres nous font connaître l'organisation matérielle du système du monde, et leurs mouvemens les lois dynamiques auxquelles ils sont soumis. Le *principe de la chaleur,* et son mode d'action du centre à la circonférence, *l'expansion,* le principe de la pesanteur, et son mode d'action de la circonférence au centre, *la contraction,* sont, dans le langage de la nouvelle philosophie, les deux sources de tous les rapports dynamiques et matériels de la vie générale et particulière.

Ce sont ces mêmes principes que M. Azaïs, à quelques modifications près, et en leur donnant une autre dénomination, a présentés, dans ses divers écrits, sous les noms de forces *compressives* et *expansives,* mais avec cette différence, qu'il a eu la prétention d'en démontrer la cause première.

« J'attribue, dit M. Azaïs, la gravitation uni
» verselle à l'impulsion de la substance, qui seule,
» universelle, parcourant l'espace constamment et
» dans toutes les directions, peut seule donner ce

» genre d'impulsion. Cette substance est la lumière
» des étoiles réduite, par l'éloignement et la di-
» vergence, à l'état de ténuité élémentaire. Dans
» cet état, je la nomme *puissance compressive*.
» Elle est lancée par le mouvement des étoiles
» sur elles – mêmes. Je donne le nom *d'action*
» *compressive* à la pesanteur qu'elle produit.

» Quant à l'action *répulsive* ou *expansive*, elle
» est le produit immédiat de la cause même qui
» institue l'action compressive. Chaque planète
» tourne sur elle-même comme chaque étoile.
» Chaque planète repousse les corps déposés à
» sa surface ; elle effectue cette répulsion avec
» une facilité proportionnelle à la ténuité plus ou
» moins grande des corps qu'elle frappe, et à la
» distance plus ou moins grande de chacun de
» ces corps à l'équateur.

» Comme il n'y a jamais dans l'Univers que des
» corps qui se rapprochent ou se séparent, je
» donne le nom de puissances universelles à l'ac-
» tion compressive et expansive ; et comme le
» mouvement des grands corps sur eux-mêmes
» est la cause immédiate de ces deux actions,
» je pose en principe fondamental que le mou-
» vement des grands corps sur eux-mêmes, est
» la cause immédiate de tous les phénomènes de
» l'Univers. »

Les mouvemens moléculaires, qui en sont des
dépendances, peuvent, selon lui, être divisés en

deux ordres : mouvemens de *combinaison*, mouvemens de *dissolution*.

Les élémens terrestres ont nécessairement entre eux , ajoute-t-il , des différences de grosseur et de figure. Tous les corps seraient en effet semblables, si tous les élémens se ressemblaient parfaitement entre eux.

D'après tout ce qui précède, il est facile de concevoir que la science de l'Univers se partage pour nous en deux branches. Le monde sensible ou extérieur, le monde intérieur ou intellectuel, sont, pour ainsi dire, les deux points de vue de l'Univers. Tous les phénomènes de la nature se rapportent donc à ceux de *la vie extérieure* ou à ceux de *l'organisme*. Tous dépendent de celles qui régissent le monde visible ou matériel, ou bien de celles que le raisonnement nous fait découvrir dans le monde intellectuel.

Le règne minéral, dans ses nombreux détails, nous offre sans cesse des modifications régulières et frappantes, de l'influence générale et particulière des deux lois primitives de l'Univers. Elles sont, en quelque sorte, exclusivement, s'il est permis de s'exprimer ainsi, les rudimens de la vie élémentaire ; tandis que le mode de crystallisation paraît plus spécialement appartenir aux individus du règne minéral. Ce mode les différenciant de tous ceux qui, comme les plantes et les animaux, jouissent d'une vie d'organisation.

La physiologie végétale et animale se trouvent l'une et l'autre rigoureusement soumises à des lois qui leur sont particulières, mais qui dérivent toutes des lois générales de l'attraction et de la répulsion; d'où il suit que, si tout ce qui existe dans l'Univers est nécessairement enchaîné, et dans la dépendance des mêmes lois, on n'a donc pas eu tort de regarder le monde visible comme un symbole de celui qui échappe à nos sens : sans jamais oublier que c'est de la volonté seule du Créateur que tout ce qui est a pu recevoir la vie.

Chaque individu, dans l'Univers, peut être considéré comme ayant en soi un principe de vie *autonomique*, une force vitale que nous ne pouvons pas définir, parce que nous ne connaissons pas et que nous ne connaîtrons jamais l'essence des choses, mais dont on prouve l'existence par tous les effets qu'elle produit. Cette force vitale est à quelques égards indépendante, quant à la vie propre de l'individu, mais plus ou moins dépendante par rapport à toutes ses relations avec le monde extérieur (1).

D'après des considérations qui se rapportent plus

----

(1) Ne pouvant me permettre de suivre ici, dans ses détails, les diverses modifications de la vie, je renvoie le lecteur à un mémoire très-intéressant que M. Gasc, professeur des sciences physiques, vient de publier sur cet objet.

spécialement à la première supposition, Stahl a jeté les fondemens de sa superbe théorie. Brown, comme plusieurs des médecins qui l'avaient précédé, ou qui depuis ont écrit dans son sens, s'est permis de jeter du ridicule sur les opinions des animistes et sur celles de Stahl. En suivant en partie les traces des vitalistes, et ne s'attachant exclusivement qu'aux phénomènes de la vie extérieure, il a proposé de nos jours une théorie uniquement fondée sur l'excitabilité, et l'état sthénique ou asthénique du système vital.

Cette théorie, si différente de celle de Stahl, dont il serait néanmoins facile de prouver qu'elle n'est qu'un fragment, ne peut s'appliquer avec quelque avantage qu'aux phénomènes physiques ou matériels de la vie. Brown, ne pouvant expliquer d'une manière satisfaisante les faits qui sont du ressort de l'entendement et de la volonté, trouve souvent plus commode de ridiculiser les conséquences qu'on a tirées de ces faits, n'osant peut-être pas ouvertement en nier la réalité.

SECTION SECONDE.

THÉORIE DE STAHL.

CHAPITRE PREMIER.

Principes fondamentaux.

LA théorie de Stahl me paraissant la seule qui puisse nous donner l'explication d'une foule de faits précieux, mais perdus en quelque sorte pour la science, j'ai cru devoir m'en occuper ici avec quelque étendue. Les jeunes médecins ne sauraient trop méditer les principes d'une doctrine si belle, et qui, malgré la manière dont en ont parlé ceux qui n'en comprenaient peut-être pas le véritable sens, fera toujours époque dans les fastes de la médecine.

La théorie de Stahl est recommandable par un rapprochement heureux d'observations importantes, de faits pratiques d'un grand intérêt, par une ingénieuse combinaison de ces grandes idées morales

qui pouvaient seules donner à la science une sublime direction. Stahl, en cherchant toujours,
dans ses écrits, à faire connaître et à démontrer les
rapports de convenance et de disconvenance, qui
mettent l'homme en relation avec les êtres qui
l'entourent, n'a jamais voulu l'isoler des devoirs
qu'il est appelé à remplir comme être social ; devoirs qui, pendant toute la durée de notre existence, se composent de sentimens d'une religieuse
soumission aux volontés de l'Être suprême, à qui
nous devons tout, et de sentimens si délicieux d'a-
mour et de bienveillance envers nos semblables.

Heureuse et louable est cette noble impulsion
qui, malgré l'ingratitude et l'injustice des hommes,
nous engage à nous montrer sans cesse animés du
désir de leur être utiles, toujours jaloux de mériter leur estime, leur considération, par nos vertus,
par nos bienfaits, ou de laisser enfin après nous,
dans leur mémoire, d'honorables souvenirs.

« Stahl était, nous dit Cabanis, un de ces gé-
» nies extraordinaires que la nature semble desti-
» ner, de tems en tems, au renouvellement des
» sciences. Elle l'avait doué, tout à la fois, de cette
» sagacité vive qui pénètre en quelque sorte les
» objets, et de cette retenue qui s'arrête à chaque
» pas pour les considérer sous tous les aspects ; de
» ce coup-d'œil rapide et vaste qui les saisit dans
» leur ensemble, et de cette observation patiente
» qui poursuit avec scrupule leurs moindres détails. »

Digne, sous tous les rapports, d'être l'émule du célèbre Hoffmann, Stahl envisagea la science de l'homme sous un tout autre point de vue, et crut pouvoir baser sur ces mêmes principes qu'avait rejetés Hoffmann, une science qui doit nécessairement embrasser tous les faits qui appartiennent à la connaissance de l'homme physique et moral. *Ens mixtum et structum.*

Dans son idée, ce devait être l'unique moyen de démontrer cet ensemble, cette harmonie que la divine sagesse établit elle-même dans toutes les parties et dans toutes les fonctions d'un être, qui ne nous intéresse tant que parce c'est *nous :* cette méthode, selon Stahl, devait être la seule qui pût nous mettre sur la voie de comprendre ce qui jusqu'alors avait paru inexplicable. Stahl ne faisait, à la vérité, qu'étendre et développer les idées qu'Hippocrate, les médecins pneumatiques, et parmi les modernes Vanhelmont, avaient émises avant lui ; mais il en précisait avec ordre, et d'une manière infiniment plus claire, toutes les heureuses applications, et tous les secours qu'il empruntait d'une logique saine, d'une métaphysique rationelle et en quelque sorte expérimentale, devaient lui fournir les moyens d'atteindre son but.

En effet, la logique, en nous faisant connaître les règles du raisonnement, ou pour mieux dire la marche que suit dans le développement et dans la liaison des idées, dans nos divers jugemens et les actes intellectuels qui en dépendent, l'ame ou le principe immatériel qui anime notre corps, devient pour nous un guide indispensable et dont nous avons sans cesse besoin. La métaphysique, considérée comme la science des principes et des connaissances que la raison seule, sans le secours immédiat des sens, nous met à même d'acquérir, nous fait réellement connaître les fondemens de toutes les sciences. Elle nous élève à une série d'idées et de raisonnemens que ne peuvent faire naître et que ne comportent pas essentiellement les phénomènes qui sont du ressort des sciences physiques ou matérielles. C'est en dépouillant le monde sensible ou *phénoménique* de toutes ces apparences, plus ou moins illusoires, que la métaphysique a pu seule nous donner des idées précises sur ce qu'il nous est permis de concevoir par rapport à l'étendue, l'espace, le tems, l'infini, le vide, la matière, etc. Elle seule a pu nous apprendre à distinguer *l'occasion* du phénomène, de sa *cause*.

La métaphysique n'est point, comme se sont plus à le répéter si souvent dans leurs écrits plusieurs philosophes du dix-huitième siècle, une science vaine et mensongère. Elle fut toujours aux yeux des écrivains célèbres, dont les vertus, le génie et les talens ont honoré l'humanité, la science première et la seule dans laquelle l'intelligence humaine ait pu, par le raisonnement, puiser les connaissances positives sur *Dieu, l'ame* et *la nature*. Elle nous enseigne à rapporter aux lois de l'entendement les plus nobles attributs de la pensée, et à celles de la volonté et de la liberté toutes nos relations morales.

La pensée, une et indivisible de son essence, ne peut être regardée comme une des propriétés de la matière, dont l'idée pour nous est toujours inséparable de celle de pluralité. Ce raisonnement simple, dont Stahl devait sentir et apprécier toute la valeur, et dont les preuves se trouvent d'ailleurs si bien développées dans les écrits de *Descartes*, *Leibnitz*, *Berkeley*, *Mallebranche*, et autres métaphysiciens célèbres, l'éloignait nécessairement de toute idée de matérialisme. Il se persuadait, d'une autre part, pouvoir mettre fin aux difficultés qu'avaient fait naître depuis long-tems, et que renouvelaient encore les discussions philosophiques sur l'union de l'ame et du corps.

Stahl admet, comme un des principaux documens de sa doctrine, que l'ame préside à la formation du corps ; qu'elle le nourrit, le conserve, le meut et peut même le guérir dans les diverses maladies auxquelles le tems et les circonstances le rendent sujet. L'homme ne pouvait être aux yeux de Stahl, une simple machine organisée et n'obéissant qu'aux lois de masse, de grandeur et de vîtesse. L'homme était pour lui un être mixte, en relation avec tous les objets extérieurs au milieu desquels il se trouve placé, et doué de la faculté de pouvoir se mettre en communication avec eux, à l'aide des sens et de tous les organes dont l'ensemble et la réunion forment son corps ; soumis, d'une part, à toute l'influence des causes physiques, aux circonstances rigoureuses de figure et de situation ; de l'autre, rompant en quelque sorte les liens de cette dépendance matérielle, et s'élévant par la pensée et le raisonnement jusqu'à l'idée de l'infini et de l'absolu.

Il ne suffisait pas à Stahl d'avoir considéré le corps comme un instrument dont se sert l'ame pour établir une sorte d'union, de communication entre le monde intellectuel et le monde matériel ; il lui était encore réservé de nous démontrer, d'une manière satisfaisante, que toute sensation devient pour nous une cause de plaisir ou de peine, et que nous sommes, en conséquence, déterminés à produire les mouvemens propres à nous rapprocher de ce qui nous est agréable, et à nous éloigner de ce qui nous déplaît ou peut nous nuire.

De cette manière, nous sommes ramenés sans cesse au dogme si précieux et si salutaire des causes finales ; et nous voyons se placer alors, sans la la moindre confusion, sous la dépendance des lois du libre arbitre, tous les actes volontaires qui constituent et caractérisent notre moralité. Nous sommes alors à portée de suivre l'enchaînement admirable de ces lois et de toutes ces convenances qui spécifient, dans l'ordre social, et nos droits et nos devoirs. Sans cesse nous y voyons ce penchant, si na-

turel pour notre bien-être, se rattacher honorable-
ment dans le cœur de l'homme vertueux, à l'a-
mour de la gloire et de la patrie ; nous y voyons
cet amour excessif de soi se purifier par les documens de la raison, mieux encore par la pratique
des devoirs que la religion elle-même nous a tra-
cés, et lutter avec persévérance et courage contre
les poisons du vice, contre les pernicieuses erreurs
et les dangereux écarts de l'égoïsme. Le lien puissant qui nous réunit en société, sans jamais nous
permettre de nous isoler entièrement, nous ramène
sans cesse vers nos parens, nos amis, vers les
membres de cette grande famille où tant d'intérêts
divers peuvent néanmoins, sans se confondre,
concourir au même but. Une compensation naturelle et réciproque, entre nos obligations et nos
droits, peut seule maintenir l'équilibre dans l'ordre
social ; et chacun de nous, selon les rangs, l'éducation, le caractère, y recevant des modifications
variées, s'y trouve dans l'exercice de ces droits
ou l'accomplissement de ces devoirs, souvent appelé par une heureuse impulsion, à la pratique
des plus sublimes vertus.

Une foule d'objections se sont élevées contre
la partie métaphysique de la théorie de Stahl.
Comment l'ame, a-t-on dit, peut-elle présider à
la formation du corps, le nourrir, le conserver,
le guérir même sans que nous ayons conscience,
en aucune manière, des actes qui sont relatifs

à toutes ces fonctions? Comment expliquer alors le sommeil, les rêves, le délire dans les fièvres, les aliénations mentales, la perte de la mémoire, dans certaines circonstances, et sur-tout par l'effet d'un grand âge? l'ame peut-elle être la même dans l'enfance, dans l'âge mûr et dans la vieillesse ? où réside-t-elle, et par quel moyen peut-elle agir sur le corps?

Stahl ne s'est certainement point dissimulé qu'il lui était impossible de connaître l'essence de l'ame, mais il lui suffisait de s'arrêter aux principes sur lesquels tous les philosophes sont à peu près d'accord ; c'est que tous les phénomènes de notre existence se rapportent à la faculté de sentir et de vouloir. Ces deux facultés sont les attributs essentiels de l'ame, et développent successivement, dans toutes leurs variétés, les phénomènes secondaires de notre organisation. Les objets extérieurs ne sont que les causes occasionnelles de ce développement, dont l'acte suppose nécessairement un pouvoir antérieur. Sans cette condition, toutes nos idées de liberté s'évanouiraient comme d'elles-mêmes, et n'auraient plus qu'une existence nominale. Ce caractère de moralité sur lequel se fondent nos devoirs envers Dieu, nos semblables et nous-mêmes, ce caractère qui nous distingue de la brute, ne serait plus qu'illusoire, et le domaine de la raison ceserait d'être le partage de l'homme.

La perfection dont chaque être est susceptible,

est un degré auquel, d'après la volonté du Créateur,
il ne lui est permis d'arriver que successivement
et à une époque déterminée. Nos doutes philosophiques viennent pour ainsi dire se briser contre
cette importante vérité : les choses sont ce qu'elles
sont et se présentent à nous dans l'ordre où nous
les voyons, parce que l'Eternel l'a voulu ainsi ;
mais un enchaînement des plus respectables et des
plus honorables devoirs s'en trouve être une admirable conséquence.

C'est sur le sein d'une mère tendre et pleine
de sollicitudes que l'être auquel elle vient de donner le jour, que l'enfant faible et sans défense
trouve, avec la nourriture qui lui convient, la pro-
tection qui lui est nécessaire. Plus âgé, sous la
surveillance d'un père qui le chérit, se fortifieront,
par les leçons de maîtres habiles, toutes ses heureuses dispositions, et se développeront les germes
des connaissances que nécessitent les fonctions auxquelles il sera destiné dans la suite. La pieuse reconnaissance des enfans ne devient-elle pas, pour
ceux qui leur ont donné le jour et qui les ont
élevés, une douce et ineffable consolation dans les
maux et les chagrins qui accompagnent la vieillesse. Tel a été le plan de la divine sagesse ; tout
s'enchaîne dans la nature ; tout est harmonie et
contraste. Le mal se trouve à côté du bien ; la
peine succède au plaisir ; les graces de la beauté
s'effacent, et sont remplacées par les rides ; de la

vieillesse; tout change, tout doit passer; et pour augmenter à nos yeux le prix de la gloire et de la vertu, les chemins qui nous y conduisent devaient être hérissés d'épines. Ce n'est donc que d'après les folles conceptions d'une perfectibilité idéale, que l'audacieuse impiété de l'homme a pu se permettre de blâmer le plan de l'Univers.

La raison semble se refuser à croire, ont souvent répété les matérialistes, que l'ame, dans l'enfance, dans l'âge mûr et dans la vieillesse, puisse être réellement la même. Cette objection, d'un si grand poids dans tous les écrits de cette école, ne pouvait avoir, aux yeux de Stahl, que très-peu de valeur. D'abord, c'est que la conscience du moi est la même pendant toute la durée de notre existence, et, en second lieu, le développement successif des divers phénomènes qui caractérisent les différens âges ne prouve, en aucune façon, une altération dans les facultés de notre ame. Nous ne pouvons concevoir cette altération comme réelle ; elle n'est et ne peut donc être qu'apparente. Elle dépend des lois d'après lesquelles l'ame agit sur le corps, et du degré de perfection de nos organes.

Il en est de ces lois comme de toutes celles de la nature. Elles nous sont inconnues dans leur essence, et ne se manifestent à nous que par tous les phénomènes qui en dépendent. La puissance et l'indépendance absolues ne pouvaient être les attributs d'un être fini. Aussi sentons-nous que, dans mille circonstances, malgré toute l'énergie de notre volonté, les actes physiques qu'elle peut produire éprouvent plus ou moins d'obstacles de la part du corps, et que même il s'y refuse quelquefois entièrement. C'est sûrement un fait que personne ne saurait révoquer en doute ; mais pour éclaircir cette difficulté, et en apprécier facilement la cause, on pourrait peut-être avec raison comparer le corps à un instrument de musique. Quelle que soit, dans cette supposition, l'habileté du musicien ; quelque nombreuses que soient les preuves qu'il ait pu nous donner antérieurement de ses talens, si vous placez entre ses mains un mauvais instrument, au lieu de ces sons mélodieux, au lieu de ces accords harmonieux qui nous ravissaient de plaisir et d'admiration, vous n'entendrez plus que des tons faux et désagréables. Rendrez-vous alors l'artiste responsable de cette différence ? N'est-il pas toujours le même, indépendamment de la qualité de l'instrument, par rapport à cette puissance d'exécution qui caractérise son talent et sa supériorité ?

La manière dont l'ame agit sur le corps est certainement pour nous, comme nous le disions tout-à-l'heure, incompréhensible ; mais concevons-nous le mouvement ? Et si nous pouvons cependant démontrer avec une certaine exactitude les lois d'après lesquelles le mouvement se communique, le

phénomène en lui-même ne demeure-t-il pas toujours inexplicable ? L'action de l'ame sur le corps
est pour nous un fait évident, et du même ordre
que cette influence toute-puissante par laquelle
le Créateur anime et vivifie sans cesse toutes les
parties de l'Univers. « La connaissance de l'homme
» a ses mystères et sa foi, comme la science de
» Dieu ; et, en bonne philosophie, on n'a pas le
» droit de nier tout ce qu'on n'a pas le pouvoir
» de comprendre. » Comment expliquer, à l'aide
des seules théories mécaniques, ces phénomènes
si extraordinaires de préscience, ces pressentimens
d'événemens futurs qui se manifestent dans certaines affections nerveuses, et quelquefois aux approches de la mort ? Comment en concevoir même
alors la possibilité ?

« Il y a une infinité de circonstances où l'ame
» a la prévision du moment de la mort. Le savant
» Bordeu dit, à cet égard, que l'on ne peut sans
» étonnement apprendre ce que disent ou méditent
» quelquefois les malades aux approches d'une at-
» taque d'apoplexie. J'en ai vu un, ajoute-t-il,
» qui prédit sa mort pendant six jours. Sauvages
» rapporte aussi des faits semblables, et il cite
» quatre hydrophobes et un sexagénaire qui pré-
» dirent, long-tems avant leur mort, le jour et
» l'heure à laquelle ils expireraient. » On a rapporté
des faits également curieux et du même genre,
dans un précis de la vie de Swedenborg.

On ne pouvait certainement pas contester à Stahl, sans tomber dans toutes les absurdités du Pyrrhonisme, que les fonctions qui dépendent de l'usage de nos sens et de l'exercice des forces loco-motrices ne soient sous l'influence immédiate de l'ame, et que nous avons conscience des mouvemens qui nous en manifestent la puissance. Cependant l'habitude nous en rend, dans beaucoup de circonstances, l'exécution tellement prompte et facile, que nous cessons d'appercevoir les rapports qui subsistent toujours entre la cause et l'effet, et le peu d'attention que nous y donnons alors peut seul nous induire en erreur, et nous faire oublier que ces rapports se sont établis lentement et avec plus ou moins de peine.

Je pourrais citer, à l'appui de ce raisonnement, une foule de faits curieux et intéressans, empruntés sur-tout des arts qui exigent plus particulièrement dans leur pratique le concours de nos organes physiques. Ce n'est point ici, comme s'exprimerait le vulgaire, un mouvement d'instinct, un mouvement machinal ; c'est la récompense du travail, c'est le produit de la raison, c'est un résultat des ingénieuses combinaisons dont notre intelligence est susceptible.

CHAPITRE II.

Physiologie.

LONG-TEMS les sciences médicales auront encore à regretter la mort prématurée du professeur Grimaud ; et le souvenir des bontés dont il m'honora pendant mon séjour à Montpellier, ne me permet de citer ici son nom qu'avec respect et reconnaissance. Dans ses excellentes leçons de physiologie il se plaisait à revenir souvent sur les points les plus importans de la doctrine de Stahl. Toutes les fonctions de la vie, nous disait-il, peuvent se diviser en fonctions *extérieures* et *intérieures*. La vue, l'ouïe, le tact et l'appareil locomoteur, semblent appartenir plus particulièrement aux premières, tandis que l'odorat, le goût et tous les phénomènes qui sont sous la dépendance des forces digestives, se rapportent plus essentiellement aux secondes.

Toutes les idées que nous fournissent les sens, et qui sont du domaine des fonctions extérieures, sont ou peuvent devenir le sujet de la réflexion et de la mémoire. Elles sont, en quelque sorte, le type de tous nos arts d'imitation ; en un mot, elles sont des *idées réfléchies*. Quant à celles qui se rapportent aux sensations qui dépendent du goût et de l'odorat, et qui tiennent aux propriétés intérieures des corps, elles sont *intuitives*. Elles existent dans notre ame, sans que nous possédions aucun moyen de nous les représenter, et elles ne se manifestent à nous que par leurs effets. Le souvenir des sensations qu'elles nous ont fait antérieurement éprouver, n'est alors pour nous qu'une véritable réminiscence.

Si l'on saisit bien toute la solidité de ce raisonnement, on doit conclure que nos idées, de quelque ordre qu'elles puissent être, ne nous viennent pas exclusivement des sens, comme l'enseigne la philosophe d'Aristote, puisque la faculté de les percevoir doit être nécessairement conçue comme antérieure à l'acte physique, qui n'est que la cause occasionnelle de nos idées. Nos sens, dans l'ordre naturel, limitent et circonscrivent l'étendue de nos idées, et les renferment, pour ainsi dire, dans une sphère déterminée de sensations et de sentimens appropriés aux fonctions que nous sommes appelés à remplir dans ce monde sublunaire.

Le télescope rapproche les objets, le microscope les grossit. Tout rapport de figure et de situation change pour notre œil armé de ces instrumens : où se trouve alors la certitude et la réalité de nos sensations ? Dans ce nouvel ordre de choses, les facultés, qui sont les attributs essentiels de notre ame, ne seraient-elles donc plus les mêmes ? La raison ne nous permet pas d'admettre une supposition aussi absurde, puisque tous ces nouveaux rapports ne peuvent absolument rien changer à la nature de notre ame, et qu'ils ne peuvent rien changer non plus aux lois, d'après lesquelles l'exercice de nos facultés intellectuelles a été réglé.

La conscience du *moi* reste toujours ici, comme dans toute autre circonstance, inaltérable ; et quels que puissent être les changemens ou les modifications dans les rapports du monde phénoménique, elle demeure toujours pour nous *comme le point de départ d'une philosophie vraie et modeste, dont l'absolu et l'infini sont les points d'arrêt et les derniers termes.*

Les phénomènes physiologiques, que nous présentent le sommeil, les rêves, le délire et les différentes espèces d'aliénations mentales, semblaient devoir fournir de nouvelles armes pour combattre les principes de la théorie de Stahl. C'est un point de discussion sur lequel les matérialistes se regardent comme inexpugnables et forts de tous leurs nombreux et spécieux argumens. Mais si vous vous retracez dans votre pensée tous les merveilleux effets de l'imagination ; si vous réfléchissez profondément, soit sur l'ensemble, soit sur les détails que nous présente à chaque pas la science de l'homme ; si dans l'examen le plus scrupuleux des phénomènes de la vie, vous y reconnaissez sans cesse que les effets ne sont jamais réellement dans un rapport physique et proportionnel à leurs causes, vous ne vous obstinerez plus à n'y voir que les mouvemens d'une matière organisée, plus ou moins parfaite.

Se persuaderait-on que la physiologie a réellement fait de grands progrès entre les mains de ceux qui ont admis une matière organisée? C'est encore, comme plusieurs de nos expressions fondamentales dans quelques sciences, un mot tout-à-fait vide de sens, un être de raison et dont on n'admet hypothétiquement l'existence que pour s'épargner des raisonnemens d'un autre ordre. L'idée d'une matière organisée n'est à la rigueur d'aucun secours, d'aucune utilité, pour expliquer les phénomènes du sentiment et de la pensée, et de tous les actes volontaires qui en dépendent.

D'après ce que je viens de dire, on n'attachera pas non plus une très-grande importance aux conceptions de quelques physiologistes sur les mouvemens fribillaires du cerveau, et sur l'action du fluide moteur qu'on a désigné sous le nom arbitraire de fluide nerveux. Ces mouvemens fribillaires du cerveau, dont se sont servis Bonnet, Robinet, et après eux d'autres physiologistes, peuvent être utiles pour expliquer mécaniquement, et rendre plus faciles à concevoir, les circonstances physiques de la pensée, du raisonnement, de l'imagination et de la mémoire ; mais ils ne doivent et ne peuvent être considérés que comme une ingénieuse hypothèse. Il faut porter le même juge-ment sur tout ce qu'avaient dit les Anciens des *esprits animaux*, et tout ce qu'on a écrit depuis sur la nature et le mode d'action du fluide ner-veux.

Le point essentiel de la doctrine de Stahl, à cet égard, se rapporte plutôt à l'unité du principe qui met en jeu tous ces ressorts, qu'à la nature même de tous ces moyens, qu'il n'est jamais rigoureuse-ment permis de regarder que comme des moyens auxiliaires. Peu importe, sans doute, les noms, pourvu qu'on s'entende sur les choses. Car dans l'étude des phénomènes de la vie, on doit faire peu de cas des systèmes qui ne sont fondés que sur des distinctions nominales ; l'on doit moins s'arrêter aux hypothèses, qui donnent de ces phé-nomènes une explication plus ou moins ingénieuse, une explication en apparence suffisante, qu'à l'en-chaînement des preuves rationelles qui nous font espérer de pouvoir remonter jusqu'à la véritable cause dont ils dépendent.

Quelques-unes des fonctions de l'économie ani-male commencent avec la vie, et ne finissent qu'avec elle. D'autres sont nécessairement assujéties à des alternatives de repos et d'activité. Pendant le som-meil, l'action des organes, des sens externes et de tous les mouvemens volontaires, se trouve réelle-ment suspendue. Notre existence est le plus souvent alors tout-à-fait concentrée à l'intérieur, et bornée à des mouvemens organiques dont nous n'avons pas conscience dans l'état ordinaire. C'est là le caractère essentiel d'un sommeil profond.

Dans certaines circonstances où les rapports qui existent entre nos sens et les objets extérieurs n'ont pas entièrement cessé pendant le sommeil, nous avons alors des rêves., et si, dans ces rêves, le mouvement volontaire se rétablit, c'est un état qu'on nomme alors, mais peut-être improprement, *somnambulisme.* Cet état est caractérisé par une excitation forte de l'imagination, par la loco-motion, et l'exercice plus ou moins combiné de nos facultés intellectuelles ; mais au réveil, nul souvenir de ce qui s'est passé. Des phénomènes du même ordre, à quelques modifications près, ont lieu dans plusieurs accès hystériques et cataleptiques.

Une différence essentielle entre les rêves et le somnambulisme, différence qu'il ne faut pas négliger d'observer, c'est que, dans les rêves, les idées présentent quelquefois, dans leur liaison, une incohérence plus ou moins frappante ; cette incohérence, au contraire, n'a point lieu dans le somnambulisme. Si l'ame, dira-t-on, pense pendant le sommeil, d'où vient donc l'incohérence de nos idées dans les rêves ?

Dans l'état ordinaire, répondrai - je, lorsque nous nous occupons d'un sujet quelconque avec toute l'attention dont nous pouvons être susceptibles, lorsque, par la réflexion, par la liaison que nous mettons dans nos idées, nous tâchons de leur donner cette suite qui caractérise le raisonnement, ne sommes-nous pas cependant en même-tems assaillis par une foule d'idées étrangères, mais que nous négligeons, que nous cherchons même à éloigner, pour ne nous arrêter exclusivement qu'à celles dont nous avons alors besoin. Dans les rêves, notre ame, plus essentiellement occupée des fonctions intérieures, laisse, pour ainsi dire, couler en désordre et dans la confusion, ces idées auxquelles elle n'attache alors aucune importance, et qu'elle ne veut point soumettre à la réflexion.

Les facultés intellectuelles sont indubitablement les mêmes dans l'état naturel que dans le somnambulisme, mais la manière dont elles s'y manifestent et dont elles agissent, n'est plus rigoureusement astreinte au même mode d'action, ni soumise aux voies ordinaires d'excitation. Ce n'est plus réellement à l'aide des organes de la vue et de l'ouïe que le somnambule peut alors voir et entendre. Chaque portion du système nerveux paraîtrait, dans cette circonstance, en état de transmettre à l'ame du somnambule des sensations pour lesquelles, dans l'état ordinaire ou de veille, le concours des organes des sens, spécialement destinés à cet usage, devient toujours indispensable. Dans ce sens, les idées de Platner, qui rapportait toutes nos sensations à celles du goût et du tact,

se trouveraient parfaitement d'accord avec les phénomènes du somnambulisme.

La théorie des fonctions intellectuelles, celle
du délire et des différentes aliénations mentales,
dans tout ce qu'elle peut avoir de physique, paraîtrait devoir s'accommoder assez des découvertes
intéressantes qu'a faites de nos jours M. le docteur Gall, sur la stucture particulière du cerveau,
sur la perfection de telle ou telle partie de l'en-
céphale, leur absence même, et les différentes
altérations pathologiques auxquelles elles sont exposées. Mais d'après les détails dans lesquels je
suis entré, et sur-tout en se pénétrant de l'importance des principes de la doctrine de Stahl,
et de leur vérité, on verra facilement sous quel
point de vue le médecin philosophe peut et doit
envisager les découvertes de ce genre, et apprécier
les conséquences qu'on en déduit généralement.

Le concours des différentes parties du cerveau
est sans doute nécessaire pour l'exercice des fonctions intellectuelles ; mais il ne me paraît pas toujours indispensable, puisque plusieurs faits d'anatomie pathologique, et qui sont avérés de manière à ne pouvoir être raisonnablement révoqués
en doute, ont prouvé que, malgré des lésions
profondes mais lentes d'une portion considérable
de la masse encéphalique, les fonctions intellectuelles s'étaient néanmoins conservées dans leur
intégrité pendant toute la vie de l'individu. Dans

l'exercice des différentes fonctions de nos divers organes, comme dans celles même du cerveau, le concours physique n'est qu'une circonstance vraiment secondaire.

Rien de matériel, il me semble, dans la mémoire et le raisonnement. C'est par le développement de ces facultés intellectuelles et par tous les actes qui dépendent de leur libre exercice, que nous arrivons aux vérités premières et fondamentales de la science de l'homme. Il y a sans doute plusieurs vérités auxquelles nous ne pouvons nous élever que successivement et par de profondes méditations ; mais il y en a quelques-unes qu'on peut appeler, s'il m'est permis de m'exprimer ainsi, *vérités d'instinct.* Elles sont toujours les mêmes pour les hommes de tous les rangs, de tous les tems et de tous les lieux ; elles portent toujours avec elles le caractère de l'évidence.

Ce sont ces vérités premières qui, naissant avec nous, sont comme le fondement de nos raisonnemens, même les plus abstraits ; elles sont le terme moyen, le terme de comparaison de tous nos rapports de convenance et de disconvenance. Elles sont, pour ainsi dire, les élémens de ces propositions évidentes auxquelles nous donnons le nom *d'axiomes.* La nature de l'homme comporte une série de modifications dont les unes sont nécessaires, et les autres contingentes, dont

les unes peuvent devenir utiles et les autres nuisibles. Le germe de tout ce qui est beau, de tout
ce qui est grand et sublime, bon et utile, existe
toujours dans notre ame ; mais des circonstances
plus ou moins heureuses en favorisent le développement ou s'y opposent. L'énergie seule de
la volonté peut vaincre mille obstacles, en maî-
trisant avec courage et persévérance les évènemens
et les choses.

Dans toutes les considérations physiologiques
qui devaient nécessairement dépendre des principes métaphysiques dont nous nous sommes occupés, et que Stahl avait adoptés comme les fondemens essentiels de sa théorie, il insiste souvent
sur la différence que l'on doit établir entre la
structure des diverses parties de notre corps, en
un mot leur *mécanisme*, et ce qu'il désigne, dans
un sens bien différent sous le nom *d'organisme* ;
différence qu'il regardait, sous le rapport physiologique, comme devant servir à distinguer la théorie
d'Hoffmann de celle qu'il avait lui-même adoptée.

Toutes les parties d'une machine, empruntées à
volonté des diverses productions des trois règnes,
peuvent, dans l'idée de Stahl, être supposées n'a-
voir entre elles, isolément, aucun rapport direct,
pouvant séparément obéir à des lois tout-à-fait
différentes. Elles n'agissent alors que médiatement
les unes sur les autres, et par de simples convenances de localité ou de situation. Dans l'organisme,

au contraire, tous les organes et toutes les fonctions nous fournissent sans cesse des preuves évidentes de cet accord unanime qui les fait concourir au même but, c'est-à-dire, au maintien et à la conservation de la vie. Chacune des parties d'un organe se trouve animée des mêmes forces que le tout, et placée sous des influences du même ordre. Chacune est animée de cette force *tonique vitale* qui lui est propre, et dont l'intensité ne peut, en aucune façon, se prêter aux lois rigoureuses du calcul ; et c'est ce qui distingue suffisamment les forces vitales de toutes les forces mécaniques.

En donnant à ces idées toute l'extension dont elles sont susceptibles, on voit que, dans la théorie de Stahl, les diverses fonctions se placent, par rapport aux phénomènes qu'elles nous présentent, sous la dépendance des forces toniques, sensitives et loco-motrices ; et toutes les nuances que nous offrent l'âge, le sexe et les tempéramens, n'en sont réellement que des modifications. Mais relativement à l'époque où plusieurs de ces phénomènes se manifestent à nous, relativement à l'ordre dans lequel ils se succèdent et se remplacent, nous observons une disposition toujours admirable, et dont il est intéressant de présenter ici succinctement le tableau.

Nous remarquons généralement que chez l'un et l'autre sexe, il y a certaines affections qui ne sont en quelque sorte propres qu'à tel âge ou à tel tempé-rament, même sous l'influence des divers climats, et que des organes particuliers deviennent alors spécialement le siège de ces mêmes affections. Dans l'enfance, les humeurs se dirigent vers la tête ; dans la jeunesse, le poumon est le plus souvent affecté ; chez l'adulte, ce sont les viscères du bas ventre ; chez le vieillard, ce sont les voies urinaires. A l'époque de la puberté, les organes générateurs deviennent en quelque sorte le centre des mouvemens vitaux, qui donnent essentiellement à chaque individu les caractères de son espèce.

Les affections muqueuses sont fréquentes chez les enfans ; les jeunes gens sont plus sujets aux hémorrhagies nasales et pulmonaires, aux fièvres inflammatoires ou angio-téniques. L'adulte doit redouter les ravages de la bile et les fièvres gastriques ; il est souvent tourmenté par un flux hémorroïdal. Le vieillard languit quelquefois de longues années, et succombe à la fin sous le poids des infirmités qu'entraîne après elle une disposition très-prononcée aux affections cachectiques, et à des lésions graves dans le systême des voies urinaires.

Une autre observation, non moins importante, c'est que tous les phénomènes de la vie paraissent assujétis à la période septénaire ou aux subdivisions de cette même période. Le fœtus est complétement formé et viable à sept mois ; les premières dents paraissent sept mois après la naissance. A sept ans, elles sont remplacées par d'autres. C'est à quatorze ans qu'est le plus généralement fixée l'époque de la puberté ; et les années climatériques se font quelquefois remarquer par des révolutions plus ou moins prononcées , particulièrement par rapport aux maladies chroniques. Les fièvres continues suivent également dans leur marche , sur-tout relativement aux jours critiques , les subdivisions de la période septénaire. Beaucoup de fièvres se terminent le 4.e ou le 7.e jour, d'autres vont jusqu'au 14.e ou au 21.e Les véritables fièvres intermittentes sont le plus ordinairement ou tierces ou quartes.

On a remarqué , en outre , un rapport assez constant entre les divisions naturelles du jour et l'invasion des fièvres , dont les paroxysmes, lorsqu'ils sont doubles , ont ordinairement lieu , un le matin , l'autre le soir. L'invasion des fièvres muqueuses et catharrales s'observe assez généralement vers le soir ou dans la nuit ; dans les fièvres inflammatoires , c'est le matin , et pour les fièvres bilieuses , vers midi.

Quant aux climats et aux saisons , dans les pays qui ont une très-haute latitude , de même que pendant les hivers froids et secs , on voit assez régulièrement régner alors épidémiquement les fièvres inflammatoires. Au printems et dans les régions brumeuses , ce sont les affections catharrales. En été , ainsi que dans les climats chauds , les fièvres bilieuses et gastriques , le plus souvent compliquées de symptômes adynamiques ou ataxiques , et qui suivent le type tierce , exercent quelquefois de terribles ravages. En automne sur-tout, si les froids humides succèdent promptement aux chaleurs, les fièvres de cette saison s'accompagnent d'engorge-mens des viscères du bas ventre, prennent alors un caractère chronique, et suivent de préférence le type quarte.

Toutes ces observations importantes se trouvent énoncées, en grande partie, dans les ouvrages d'Hippocrate, et développées avec sagacité dans ceux des médecins éclairés qui lui ont succédé, et qui l'ont pris pour modèle. Stahl, en appréciant tout le mérite de ces intéressantes observations, et le rapport qu'elles ont avec ses principes, les a sagement incorporées dans sa théorie. Mais il paraît toujours n'attacher qu'une importance très-secon-daire aux dogmes de la pathologie humorale, aux raisonnemens de Boérhaave, sur les acrimonies, les obstructions, les engorgemens et toutes les af-fections qui en dépendent ou peuvent en résulter.

CHAPITRE III.

Pathologie et thérapeutique.

Il est facile de voir dans les écrits de Stahl, qu'il regarde la surabondance du sang ou la pléthore comme la cause principale et la plus fréquente des maladies ; aussi, tous les mouvemens vitaux lui paraissent-ils sans cesse dirigés pour en prévenir, pour en corriger les effets, et même les détruire. Les mêmes dispositions ont également lieu dans tous les cas qui peuvent faire supposer la présence de miasmes contagieux ou de poisons. Des mouvemens nerveux ou spasmodiques sont alors produits dans les organes à raison même de la sensibilité dont ils sont pourvus, et ces mouvemens peuvent, dans certaines circonstances, devenir salutaires, pourvu que, par leurs qualités délétères, ces miasmes et ces poisons n'aient point altéré trop profondément l'organisation.

La pléthore, d'après les idées de Sthal, produit réellement les fièvres qui le plus souvent s'accompagnent d'évacuations salutaires, ou d'une abondante transpiration, qui en est effectivement la crise et qui les guérit. Dans d'autres circonstances surviendront des hémorragies qui pourront atteindre le même but. Le flux menstruel chez les femmes, et chez les hommes le flux hémorroïdal, peuvent souvent prévenir bien des accidens qui seraient occasionnés par la surabondance du sang. Les hémorragies nasales si fréquentes chez les jeunes gens, font, par la suite, place aux hémoptysies, et plus tard au flux hémorroïdal.

En rapportant plus particulièrement les phénomènes de la vie à l'action des forces toniques, Stahl paraît avoir oublié, ou du moins négligé les considérations importantes et fondamentales qui se lient à tous les effets qui dépendent de la nutrition. C'est très-certainement une omission grave, et que le professeur Grimaud avait cherché à réparer et à faire disparaître en quelque sorte de la théorie de Stahl, en nous développant d'une manière très-lumineuse, dans ses leçons de physiologie, les idées de Galien sur les forces digestives.

Ce rapprochement heureux conciliait tout, et il en résultait que tous les phénomènes moraux, physiques et chimiques qui forment les élémens de la science de l'homme, doivent nécessairement se classer avec ordre et facilité, et qu'on pouvait les rapporter tous, sans confusion, aux forces sensitives, digestives, toniques et loco-motrices. La pathologie, dès-lors fondée sur les mêmes principes, dont elle nous permettait de mieux saisir toutes les applications importantes, nous faisait reconnaître avec clarté les altérations qui ont lieu dans l'exercice et les résultats de ces mêmes forces.

La pléthore étant, comme nous le disions il n'y a qu'un instant, considérée par Sthal comme un des effets dont les conséquences pouvaient être le plus nuisibles dans l'économie animale, tous les mouvemens de l'organisme se trouvaient, d'après son opinion, dirigés vers ce but d'une manière utile, et le plus souvent salutaire; aussi, les adversaires de ce grand homme, en lui contestant, sans doute avec trop de partialité, les principes d'après lesquels il admettait l'autocratie de la nature, laissaient-ils soupçonner qu'ils ne l'avaient pas compris.

L'autocratie de la nature, ou selon d'autres les forces médicatrices, ce qui revient absolument au même, doit être certainement, aux yeux des praticiens, une vérité de fait, et qu'il est impossible de révoquer en doute. Telles sont, à cet égard, les expressions de Stahl : « Autocratia naturæ est le-
» sionum corporis humani, tam quoad causas quam
» ipsum effectum, liberatio et restitutio median-
» tibus actibus s. n. usitatis, secretoriis, excreto-
» riis et nutritoriis sine concursu medicationis ex-
» trinsecæ, artificialis perpetrata. »

Stahl, comme on le voit, ne rend nullement, dans la guérison des maladies, l'autocratie de la nature indépendante des mouvemens salutaires de l'organisme. Jamais, dans le traitement des maladies, il n'a rejetté tous les secours de l'art comme inutiles ; il s'est seulement opposé de tout son pouvoir à l'abus qu'il est si facile et si fréquent d'en faire.

On doit absolument supposer avec Stahl, et même comme une des conséquences nécessaires de sa théorie, que l'action des médicamens est réellement sous l'influence de l'ame. Toutes les vues thérapeutiques du médecin ne doivent jamais, selon lui, s'éloigner de cette idée. Dans quelques circonstances, il est vrai, l'influence des causes externes met l'ame dans l'impossibilité d'agir comme elle le veut. Le but du médecin doit être alors de remédier, 1.° à l'activité trop grande des mouvemens vitaux ; 2.° d'augmenter leur énergie, s'ils languissent ou s'ils sont épuisés ; 3.° d'en régulariser les effets et même de les diriger d'une manière plus convenable, si tout s'exécute avec désordre et confusion. Pour remplir la première et la troisième indication, la saignée paraissait à Stahl un des principaux moyens qu'on dût mettre en usage, et le plus propre pour prévenir les congestions sanguines et tous les accidens graves qui en sont ordinairement la suite.

Malgré que la saignée parût à Stahl un moyen si précieux, on lui reproche néanmoins généralement de la négliger trop dans les maladies inflammatoires ou sthéniques. Mais il faut croire qu'il craignait alors de contrarier les mouvemens salutaires de la nature. Relativement à l'usage de la saignée, je me permettrai ici quelques réflexions. Il y a des cas où la saignée est réellement indispensable, dans d'autres elle peut être indifférente, plus souvent elle est au moins inutile, et quelquefois elle peut être mortelle.

Il est difficile de croire qu'il puisse s'élever parmi des praticiens quelques contestations relativement au premier et au dernier cas. Mais dans la supposition où l'on serait tenté de la regarder comme indifférente ou même comme inutile, ne faudrait-il pas de préférence en faire usage, si d'après l'idiosyncrasie du malade, et quelques circonstances particulières, on a tout lieu de craindre une congestion sanguine vers l'un des organes les plus essentiels à la vie, tels que le poumon, le cerveau ou le foie.

Si quelques médecins se croyent réellement fondés à blâmer, dans la thérapeutique de Stahl, l'abus qu'il faisait, selon eux, de la saignée, comme moyen de précaution, et son emploi dans plusieurs maladies chroniques, il sera facile, je crois, de leur répondre. Qui n'a pas été en effet à même de se convaincre que chez les personnes naturellement disposées à l'apoplexie, ou menacées d'inflammations chroniques, soit du poumon, soit des viscères du bas ventre, chez les femmes sur-tout, vers l'époque de la cessation du flux menstruel, la saignée ne devienne souvent indispensable. Il faut même alors la répéter quelquefois à des époques peu éloignées, pour prévenir les accidens les plus fâcheux ou les plus graves.

Toujours pénétré de cette idée, que la nature peut seule faire, dans une infinité de circonstances, tous les frais de la guérison, Stahl devait être nécessairement très – circonspect dans l'emploi des moyens qui lui paraissaient devoir s'opposer à ce but. C'est dans cette intention qu'il craignait aussi l'abus de l'opium, dont il appréhendait les effets stupéfians et narcotiques, sur-tout quand on le donne à haute dose.

On lui a également reproché de s'être opposé à l'emploi du quinquina dans le traitement des fièvres intermittentes : mais Stahl craignait qu'en interrompant trop promptement le cours des efforts salutaires de la nature, on ne fît souvent alors un mal irréparable ; ce que lui prouvaient les engorgemens, les obstructions et les hydropisies, si fréquentes à la suite des fièvres intermittentes indiscrètement supprimées par le quinquina. La cascarille, comme tonique, lui paraissait, sous le rapport fébrifuge, infiniment préférable à l'écorce du Pérou.

Dans toutes les maladies qui se trouvaient suffisamment caractérisées par l'atonie du solide vivant, à laquelle nos passions et nos habitudes sociales donnent si souvent lieu, Stahl employait alors une méthode très-stimulante, et peut-être dans l'intention d'exciter le flux hémorroïdal, dont on lui reproche encore de nos jours d'avoir exagéré l'importance et l'utilité. Il nous reste de lui plusieurs préparations pharmaceutiques, telles que son essence balsamique, la mixture tonique, et autres formules de ce genre qui portent son nom.

Faute d'avoir peut-être saisi dans leur vrai sens les idées pathologiques et thérapeutiques de Stahl, il en est résulté indubitablement beaucoup d'abus. On s'est souvent mépris ; on a souvent interprété, dans un sens tout-à-fait opposé, des considérations pathologiques d'une grande importance, regardant comme causes les phénomènes qui dépendent des diverses altérations de l'organisme, et qui n'en sont que l'effet. On a aussi quelquefois supposé à Stahl des intentions qu'il n'avait probablement jamais eues ; et en perdant le fil de sa doctrine, on s'est de plus en plus éloigné des idées lumineuses et philosophiques qui en font le mérite essentiel.

SECTION TROISIÈME.

Résumé historique des progrès de la Médecine depuis Hippocrate jusqu'à nos jours.

CHAPITRE PREMIER.

Hippocrate. Galien.

L'HISTOIRE de la médecine nous présente l'art de guérir, dans les premiers siècles du monde, réduit, pour ainsi dire, au plus grossier empirisme. Elle ne nous offre qu'incertitude et confusion, jusqu'à l'époque où la Grèce devint comme le centre des beaux arts et de la philosophie. La médecine fut alors perfectionnée par les travaux des Asclépiades, et sur-tout par ceux d'Hippocrate, dont les écrits immortels sont parvenus jusqu'à nous. Cet excellent recueil d'observations-pratiques, d'aphorismes et de sentences sur la nature, les causes et le traitement des maladies, est encore admiré de nos jours comme un des chefs-d'œuvre de l'art.

Dès-lors fut posé, sur une base inébranlable, cet édifice médical que vingt siècles de révolutions, d'erreurs et de systêmes, ont vainement tenté de renverser; majestueux édifice, auquel les découvertes les plus brillantes en anatomie, dans les sciences physiques et chimiques, n'ont pu réellement ajouter que des ornemens accessoires.

Si nous nous arrêtons quelques instans pour jeter un coup-d'œil sur les révolutions de l'art, depuis Hippocrate, nous verrons les médecins, tantôt se partager entre les principes abstraits, et si souvent exclusifs des dogmatiques, tantôt se livrer au plus dangereux scepticisme; quelquefois redevenir tour-à-tour empiriques et méthodiques, jusqu'à l'époque où parut Galien, qu'il est permis de regarder, après Hippocrate, comme le plus illustre et le plus savant médecin de l'antiquité.

Sans avoir créé aucun systême qui soit, à proprement parler, le sien, Galien réunit les idées des médecins qui l'avaient précédé, dans un nouveau corps de doctrine. Il reconnut bientôt qu'un esprit vivifiant anime toutes les parties du corps, et produit tous les différens changemens qui peuvent avoir lieu, soit dans l'état de santé, soit dans l'état de maladie.

Les élémens de la philosophie corpusculaire ne

pouvant et ne devant avoir, dans son idée, qu'une influence secondaire, par rapport à l'organisation, il sentit la nécessité d'admettre des forces vitales, animales et naturelles. Les premières résident dans le cœur, les secondes dans le cerveau, les troisièmes dans le foie.

La pathologie humorale qu'Hippocrate avait enseignée, fut aussi presque entièrement adoptée par Galien ; mais il établit une distinction qu'on a peut-être eu raison de lui reprocher comme nominale, je veux dire celle des maladies des parties simples et des parties composées. Il en fait dépendre les subdivisions, de la disproportion relative qui pouvait exister entre tel ou tel des élémens qui déterminent par leur figure, leur quantité, leur situation, etc., l'organisation spécifique, sans compter ni les genres, ni les espèces produites par des altérations dans le mélange, par les modifications dépendantes du froid, du chaud, du sec et de l'humide.

Nous sommes redevables à Galien d'excellentes idées sur la pléthore, la putridité, les fièvres, l'inflammation, les différentes espèces de pouls, etc.; et ces idées, à quelques modifications près, se présentent encore souvent dans les écrits d'une date assez moderne.

La doctrine de Galien, telle que nous venons de l'exposer succinctement, et qui se retrouve, sans altérations bien sensibles, dans les écrits des médecins qui lui ont succédé, dans ceux des Arabes et des Arabistes, dans ceux des médecins du bas empire, devint, comme la philosophie d'Aristote, dominante, et jouit dans toutes les écoles, jusqu'au tems de Paracelse, de la plus grande considération. Cette doctrine faisait autorité dans toutes les discussions qui s'élevaient en physiologie, en pathologie, et même en pratique. Quelques médecins y avaient néanmoins mêlé des superstitions grossières, des idées et des prétentions absurdes, empruntées de l'astrologie, du système des théosophes, sans compter encore toutes les folies de la cabalistique.

CHAPITRE II.

Paracelse. Vanhelmont. Sylvius.

Tout semblait disposé, à l'époque où parut *Paracelse*, pour qu'il s'opérât en médecine une très-grande révolution. L'Amérique venait d'être découverte : en compensation des trésors et de toutes les richesses de luxe qu'elle fournissait à l'Europe, plusieurs nouvelles maladies s'étaient manifestées, et parmi ces fléaux, la syphilis sur-tout, qui, dans son origine, exerçait les plus grands ravages, et ne se guérissait par aucun des remèdes connus. Elle nécessita de nombreuses et nouvelles tentatives, vers lesquelles on était comme dirigé par le goût prédominant pour la chimie, ou plutôt l'alchimie.

Il serait certainement injuste de ne pas regarder Paracelse, malgré son fanatique enthousiasme, comme un des réformateurs qui ont rendu des services essentiels à la médecine. Il avait su apprécier tous les abus et toutes les imperfections de la doctrine de Galien, mais il n'avait point un esprit assez méthodique, et il ne possédait d'ailleurs aucune des connaissances nécessaires, pour proposer un système raisonné de médecine. Le langage, presque toujours inintelligible, dont il s'est servi, laisse plutôt supposer et même deviner ce qu'il a voulu dire, que ce qu'il a dit en effet.

Il a placé tous les phénomènes de la vie sous la dépendance d'êtres particuliers, auxquels il a donné les noms d'*ens Dei, ens spirituale, ens naturale, ens veneris, ens astrorum ;* par leur influence réciproque, il explique l'origine de toutes les maladies. Ce que l'on peut concevoir de plus raisonnable, d'après les idées de Paracelse, sur les cinq espèces de feu dont le corps est pénétré, c'est qu'il voulait dire que toutes les maladies ne tirent pas leur origine de l'altération seule des humeurs, qu'elles ne sont pas toutes produites par l'action seule de nos organes ; il y en a plusieurs qui nous viennent du dehors, et qui sont effet et conséquence d'une influence extérieure.

Sans se permettre de juger les idées et les opinions de Paracelse, avec le dédain que semblerait autoriser le langage obscur et même barbare dont il s'est servi ; sans approuver le mépris qu'il avait conçu pour les estimables travaux de ses prédécesseurs, dont il brûla publiquement les écrits dans un accès de son fanatique enthousiasme, on est cependant forcé de rendre justice à l'originalité de ses vues. L'impulsion nouvelle qu'il venait de donner à la médecine, détermina les hommes de l'art à se frayer une route toute différente de celle qu'ils suivaient depuis si long-tems. On fit d'heureuses et utiles applications de la chimie à la médecine. L'art de guérir s'enrichit successivement de plusieurs médicamens héroïques, de plusieurs préparations chimiques, dont nous nous servons journellement avec le plus grand succès.

Vanhelmont est, sous plusieurs rapports, redevable à Paracelse de la doctrine qu'il enseigna quelque tems après. Il fit, à certains égards, les mêmes raisonnemens que lui, sur les effets résultant de l'activité, de l'inaction, des passions même de son archée, dont il fixa les deux principaux centres d'activité dans l'estomac et la rate ; attribuant à ce principe la cause prochaine des maladies, plutôt qu'aux altérations des quatre humeurs, sur lesquelles on avait basé la pathologie humorale, ou même à l'influence des objets extérieurs. Il isolait de sa pathologie toute idée de putridité dans le corps vivant, toute corruption dans les humeurs.

Regardez, avec Vanhelmont, l'inflammation comme l'effet d'un désordre dans les opérations de son archée, désordre qu'occasionne la présence d'un stimulus quelconque, et qu'il compare toujours à ce qui se passe dans le doigt piqué par une épine, vous vous serez alors formé une idée très-simple des inflammations locales, primitives, et qui, le plus souvent, deviennent par suite générales ; vous vous serez alors mis à même de saisir dans leurs nuances, dans leurs modifications et dans leur application, jusqu'à quel point les idées de Vanhelmont ont eu d'influence sur plusieurs théories, sur plusieurs systêmes qui ont paru dans la suite ; vous aurez réellement entre vos mains le fil auquel viendront se rattacher, en tout ou en partie, les preuves fondamentales des animistes.

D'après les principes pathologiques qu'avait adoptés Vanhelmont, toute sa thérapeutique devait se réduire, soit à calmer, à modérer l'excessive activité de son archée ; soit à fortifier, augmenter les puissances d'action dont il est doué, lorsqu'elles paraissent engourdies ; soit enfin à remédier aux désordres et aux aberrations qui peuvent se manifester dans l'exercice régulier des diverses fonctions ; ce qui, dans la théorie moderne de l'excitation, s'est réduit à dire qu'il fallait sans cesse maintenir, entre l'excitation et les puissances stimulantes, l'équilibre ou le rapport proportionnel qui leur est naturel et nécessaire.

La nouvelle doctrine que proposa *Sylvius* vint bientôt remplacer les idées de Vanhelmont. Sylvius, un des chimistes les plus distingués de son siècle, tenta de créer une théorie médicale basée sur la fermentation, le développement des acides et des alcalis, et les phénomènes qui résultent des diverses combinaisons des agens chimiques. Le développement d'un acide contribuait, selon lui, à épaissir les humeurs, à les rendre visqueuses ; et par là, disposait aux empâtemens, aux obstructions, d'où naissent une foule de maladies. Dans les fièvres, soit putrides, soit malignes, le sang pour l'ordinaire s'y décompose, et manifeste le développement d'un principe alcalin.

La doctrine de Sylvius jouit, pendant plus d'un demi-siècle, d'une très- grande réputation ; mais on finit par s'appercevoir qu'elle ne pouvait s'appliquer aux nombreuses complications qu'on rencontre sans cesse dans la pratique. On vit également que plusieurs points importans s'y trouvaient negligés, et que l'usage des alexipharmaques, dont Sylvius avait abusé, produisait le plus souvent de très-mauvais effets.

CHAPITRE III.

Boerhaave.

Aux hommes de génie qui vécurent dans le 18. siècle était réservée la gloire de reculer les bornes de l'esprit humain, et d'agrandir d'une manière surprenante le domaine de ses connaissances. Bacon avait tracé le plan philosophique que l'on doit suivre dans les sciences expérimentales. Galilée, outre les résultats intéressans qu'il avait obtenus sur la chute des corps, venait, à l'aide du télescope, d'enrichir l'astronomie de la découverte des satellites de Jupiter. Kepler enseignait aux astronomes les lois qui, de nos jours, portent encore son nom.

Descartes avait, par ses profondes méditations sur le système de la nature, répandu de nouvelles lumières sur la philosophie, la physiologie, sur les sciences physiques et mathématiques. Newton, en suivant les traces de ces grands hommes, mais en se frayant une route inconnue jusqu'à lui, démontrait les lois de la pesanteur, exposait la vraie théorie du système du monde, décomposait avec le prisme les rayons du soleil, et ajoutait aux découvertes de ses contemporains les productions immortelles de son génie.

Leibnitz, rival de Newton dans la découverte du calcul différentiel et le digne émule de tous les savans de son siècle, osa sonder de nouveau les profondeurs de la métaphysique. Il parvint à résoudre plusieurs questions épineuses d'une science qu'on a peut-être avec raison nommée la *gymnastique de l'esprit*, et si long-tems demeurée, en quelque sorte, inabordable par tous les obstacles dont les subtilités de la scholastique l'avaient pour ainsi dire hérissée. Harvey découvrit, ou plutôt démontra la circulation du sang, et fit naître l'idée de l'infusion et de la transfusion. Les recherches anatomiques de Ruisch, les observations microscopiques de Lenwenhoëck et d'Hartsoëcker, firent connaître d'étonnantes merveilles, et en promirent aux observateurs une infinité d'autres.

Boerhaave, l'un des hommes les plus intruits de son siècle, tirant le parti le plus avantageux des ressources de tout genre dont il se trouvait environné, enseignait, avec le plus grand éclat, dans l'université de Leyde, cette théorie médico-mécanique à laquelle on a donné son nom. Dans le même tems, F. Hoffmann et Stahl qui, l'un et l'autre, ont laissé après eux une réputation distinguée, n'illustraient pas moins, par leurs écrits et leur enseignement, l'université de Halle.

La découverte de la circulation du sang, et les connaissances plus exactes que l'on acquit sur le système lymphatique, portèrent à croire que les humeurs étaient purement passives dans les vaisseaux, et qu'elles s'y comportaient d'après les lois de l'hydraulique. Dans la résistance que leur opposent les parties solides, on crut devoir y faire entrer toutes les considérations qui dépendent de leur pression, de leur dureté, de leur mollesse, de leurs frottemens, etc. On eut égard, par rapport aux vaisseaux, à la différence de leurs diamètres, aux angles qu'ils formaient dans leurs anastomoses, à leurs différentes courbures.

On se flatta de pouvoir déterminer le rapport qui existe entre la force contractile du cœur et la résistance qu'opposent au sang les parois de ce viscère, de même que les vaisseaux artériels. L'on se persuada qu'il serait dès-lors possible d'apprécier avec plus d'exactitude les divers degrés de la fièvre, et l'on se laissa diriger dans l'emploi de la saignée par tous les effets qu'on supposait arbitrairement dépendre de la dérivation et de la révulsion du sang. La respiration ne parut plus être qu'une opération mécanique qui dépendait exclusivement de la conformation, des dispositions physiques de la poitrine et des poumons.

La digestion ne devait plus s'opérer que par les frottemens qu'exerçaient sur les alimens, pendant cette trituration, les parois de l'estomac dans le·

quel ils se trouvaient renfermés ; phénomène qui n'a rigoureusement lieu que dans le gésier, estomac musculaire des oiseaux. La figure, la différence du calibre des vaisseaux, leur courbure, leurs replis, leurs sinuosités, devaient, plus spécialement que toute autre cause, influer sur la nature des sécrétions. Tel ou tel vaisseau paraissait destiné à n'admettre, dans l'état naturel, que les parties de nos humeurs qui se trouvaient avoir cette forme déterminée qui en permettait le passage. Toute déviation de ces lois, toute aberration produite, comme on disait, *per errorem loci*, devait occasionner l'inflammation, l'engorgement, les obstructions, et tous les effets que l'on conçoit en être les conséquences.

On crut pouvoir comparer les phénomènes du système nerveux aux vibrations des cordes d'un instrument de musique. A l'aide de cette hypothèse il était facile de déduire, de la plus ou moins forte tension des nerfs, de la fréquence de leurs oscillations, et de la facilité avec laquelle elles s'exécutaient, tous les faits qui pouvaient servir, en physiologie, à la théorie des sensations, et en pathologie, à l'explication de ces anomalies ou affections nerveuses qui se manifestent à nous sous des formes spasmodiques ou convulsives, atoniques ou paralytiques.

Ce n'était point une pensée dénuée de fondement, ni une tentative qui ne présentât des vues d'utilité et d'application dans la pratique, de vouloir, en quelque sorte, établir une statique du corps humain. Mais les efforts de Sanctorius, de Hales, de Keil, de Sauvages, et de plusieurs autres médecins mécaniciens, n'atteignirent point le but désiré. Tous les essais et toutes les expériences qui ont été faites à cet égard, n'ont servi qu'à prouver combien était folle la prétention de ceux qui croyaient possible d'appliquer les lois du calcul aux phénomènes de l'économie animale.

Boerhaave fit de nouveau reparaître en médecine, mais en les modifiant d'après les découvertes modernes, les idées de l'ancienne philosophie corpusculaire; il basa sur le mode d'altérations qu'éprouvent les humeurs, en circulant dans les vaisseaux capillaires, sa théorie de l'engorgement et des obstructions. Sa doctrine sur la pléthore, l'épaississement ou la dissolution du sang, le changement de figure que peuvent prendre les humeurs, en perdant leur forme naturellement sphérique pour en prendre une anguleuse, plus ou moins aiguë, se rattache aux principes de la mécanique et de la chimie. C'est de ces principes qu'il déduisit, comme conséquences, les différentes espèces d'acrimonies simples et composées, c'est-à-dire acides, alcalines, huileuses, ammoniacales, muriatiques, etc., etc.

Tous les phénomènes de la vie se trouvent tellement placés, d'une manière en quelque sorte exclusive, sous la dépendance des lois mécaniques et chimiques, que le solide vivant ne joue réellement, dans le système mécanico-chimique de Boerhaave, qu'un rôle très-secondaire. Pour se convaincre jusqu'à quel point cette théorie est vraiment incomplète, il ne suffit que de lire ce qu'il a écrit depuis sur les maladies nerveuses ; Boerhaave paraît avoir adopté des idées bien différentes, et professé une doctrine opposée, sous plusieurs rapports, à celle que nous venons d'énoncer.

La thérapeutique se trouve essentiellement dépendre des principes du système qu'on adopte ; il ne sera donc pas, je crois, inutile de faire remarquer ici combien la doctrine de Boerhaave s'est ressentie de cette dépendance, et l'influence vraiment pernicieuse qu'elle eut sur plusieurs points essentiels de sa thérapeutique. La méthode de traiter la blennorrhagie syphilitique par les drastiques, méthode à laquelle on a heureusement renoncé, en fournirait une preuve. Néanmoins, tout en suivant, le plus généralement dans les documens de sa pratique, une méthode souvent erronée, Boerhaave insiste sans cesse pour que le praticien se conforme aux indications de la nature, et se rapproche ainsi des excellens principes qu'ont professés, dans leurs écrits, Sydenham, Baillou, Fernel, Rivière, Sennert, etc. Il invoque souvent l'autorité des praticiens célèbres, qui se sont toujours montrés les zélés partisans de la médecine Hippocra-

tique ; je veux dire de cette médecine de l'expérience, que ne désavoue jamais la nature ; médecine basée sur l'idiosyncrasie, sur l'influence du
climat, de l'âge, des saisons, des divers tempéramens, et sur toutes les circonstances générales et
particulières qui dépendent des constitutions épidémiques.

L'application qu'on avait tenté de faire tout récemment des lois du calcul aux phénomènes de la
vie, application dont la théorie de Boerhaave semblait encourager les tentatives, fut généralement
infructueuse et très-variable dans ses résultats. De
l'aveu même de plusieurs géomètres célèbres, il
sera probablement toujours inutile d'en faire de
nouveau l'essai, à raison des grandes difficultés et
des nombreuses exceptions qu'on rencontre à chaque pas. L'œil fut sans doute construit d'après les
lois de l'optique ; l'oreille nous présente dans sa
structure des rapports constans et fondés sur les
principes de l'acoustique ; mais toutes ces données
physiques ne nous suffisent pas pour nous faire
concevoir comment nous avons les sensations dépendantes de la structure déterminée de ces organes. La force musculaire ne se trouve jamais
dans un rapport rigoureux avec la masse, la volonté lui donnant une vîtesse toujours variable,
quoique nécessairement comprise entre des limites
naturelles. Toutes les expériences dynamiques,
faites sur des organes privés de la vie, nous ont,

sans doute, fourni des résultats assez exacts ; mais n'est-on pas tous les jours à portée de se convaincre que, sans supposer même aucune variation dans le principe, les résultats sont seulement approximatifs, quand on en fait l'essai sur un animal vivant, et qui jouit librement et dans toute sa plénitude de l'exercice de ses forces ?

CHAPITRE IV.

F. Hoffmann.

F. Hoffmann, que j'ai déjà cité plus haut, s'est généralement montré, dans ses écrits, l'ennemi des systêmes, mais principalement de toutes les hypothèses qu'on s'efforçait d'emprunter des sciences accessoires, et qu'on n'avait cherché jusqu'alors à introduire en médecine qu'au détriment de la science : il rejetait également tous les raisonnemens métaphysiques dont Stahl s'est servi pour défendre sa théorie médico-organique ; théorie dont je me suis déjà occupé dans la deuxième section de cet Essai.

On aurait tort de supposer que F. Hoffmann regardait positivement comme erronées toutes les conséquences auxquelles doivent naturellement conduire ces raisonnemens abstraits et métaphysiques ; mais il en craignait l'influence en médecine. Il a toujours cherché à les isoler, à les écarter de son plan ; se refusant à les y faire entrer comme élémens, comme connaissances fondamentales de la théorie qu'il avait adoptée. Peut-être exagerait-il, dans sa pensée, l'abus qu'on en pouvait faire !.. Persuadé d'ailleurs que toute théorie médicale, pour être bonne, doit se fonder sur des principes puisés de préférence dans la physique animale, et qui puissent toujours s'y rapporter d'une manière plus ou moins immédiate.

Sans vouloir s'astreindre aux lois d'une mécanique rigoureuse, il en conserva, il en adopta même les principes qui ne contrariaient point les phénomènes de la vie, et dont la circulation du sang pouvait permettre l'application ; relativement au mode dont paraissent s'exécuter les différentes sécrétions, relativement aux circonstances qui très-probablement produisent les engorgemens et les obstructions, il ne s'éloignait point des idées de Boerhaave.

En comparant, et analysant avec sagacité, tous ces rapports sympathiques que la nature a établis entre plusieurs fonctions, entre plusieurs de nos organes, Hoffmann ne pouvait qu'admirer cette connexion si étonnante qui existe, en quelque sorte, entre toutes les parties de notre organisation. En la suivant dans tous ses détails, ne devait-il pas la regarder comme soumise à l'action d'un fluide qui agit avec une incalculable vîtesse, et qu'on suppose, avec tant de raison, circuler dans nos nerfs? Hoffmann, d'après tous ces faits, et une infinité d'autres qui s'y rattachent, dut naturellement s'arrêter à l'idée que toutes les fibres de nos différens organes ne sont qu'une expansion des enveloppes nerveuses.

Tous les phénomènes de la vie qui se rapportent aux forces motrices lui présentaient trois états
différens. Il y voyait augmentation, diminution,
ou aberration, dans les effets qui en dépendent,
et il attribuait ces différens états à l'action d'un
fluide. Les découvertes intéressantes qu'on a faites
depuis en électricité, et les résultats si curieux et
si satisfaisans qu'on a obtenus, et qu'on obtient
journellement par l'emploi de l'électricité, soit vi-
treuse, soit résineuse, soit galvanique, sont venus, sous bien des rapports, confirmer l'idée ingénieuse d'Hoffmann. Il ne prétendait pas connaître ni déterminer précisément la manière dont
peuvent agir les nerfs, et si les effets étonnans
qu'ils produisent dépendent d'une oscillation particulière ou d'un fluide qui les pénètre et les tra-
verse; mais il les regardait comme la cause de tous
les mouvemens qui ont lieu dans le corps, et leur
attribuait cette contraction spasmodique qui, en
s'établissant dans les parties irritables, devient si
souvent la cause occasionnelle des maladies.

Le spasme joue, dans la théorie d'Hoffmann,
le principal rôle, et il en déduit la plupart des
phénomènes morbifiques. Les matières hétérogènes
contenues dans toute l'étendue du tube alimentaire,
lui paraissent également une des causes qui, le
plus souvent, donnent naissance à un grand nombre
de maladies, et sur-tout aux fièvres que Baillou
avait désignées sous le nom de mésentériques. Aussi

Hoffmann fait-il généralement, dans toutes les affections pathologiques, la plus grande attention à
l'état des premières voies, et dirige-t-il ordinairement ses moyens thérapeutiques pour les débarrasser des impuretés gastriques dont elles se trouvent
surchargées. Les circonstances qui dépendent de
la pléthore, de l'acrimonie des humeurs, n'y sont
au contraire prises en considération que d'une manière secondaire. Les expressions dans lesquelles
Hoffmann concentre, en quelque sorte, ses idées
sur les causes des maladies sont les suivantes :
« Ex adductis clare et liquidissimè apparere arbi-
» tror, affectionum, tam chronicarum quam acu-
» tarum causas, primario, et proximè non tam
» in fluidas corporis partes, sed in eas quæ sensu,
» et motu acutiori, et exquisitiori præditæ sunt,
» fibrillas nempè, et tunicas nerveas, et muscu-
» lares exitialem vim suam exserere, et longè
» majorem numerum gravium affectuum, produ-
» cere, quam ipsam plethoram, quam etiam ca-
» cochynicam succorum. »

Hoffmann avait adopté, comme les médecins
hippocratiques, l'opinion des forces médicatrices
de la nature, et c'est pour cette raison qu'il est
souvent d'avis, dans beaucoup de maladies, de se
borner à faire une médecine expectante. L'expérience journalière ne prouve-t-elle pas, en effet,
que plusieurs maladies abandonnées à elles-mêmes
ont ordinairement une terminaison favorable? Mais

il en est d'autres où la nature impuissante ne saurait agir sans les secours énergiques que l'art est à
même de lui prêter ; et dès-lors, le médecin serait
infiniment répréhensible, dans ce cas, de se contenter d'être spectateur inutile d'une lutte dont
l'issue n'est que trop souvent funeste pour le malade. Il ne lui est plus permis alors d'attendre les
jours critiques et les crises qui, sans être salutaires,
ne feraient qu'aggraver le mal.

Les sages principes de la thérapeutique d'Hoffmann, ceux que l'expérience doit faire regarder
comme les plus essentiels, se retrouvent, avec
quelques modifications, dans la plupart des ouvrages qui ont été publiés après lui. Mais beaucoup
de nos écrivains modernes se flattant, par des innovations quelquefois heureuses, d'autres fois insignifiantes, inutiles et même dangereuses, avoir
mieux fait que leurs prédécesseurs, n'usurpent que
trop souvent une réputation qui ne leur appartient
à aucun titre ; ils semblent trop facilement oublier
toutes les obligations dont ils sont redevables à
ceux qui les ont mis sur la voie, et qui, longtems avant eux, ont fourni une savante et honorable carrière.

La manière claire et précise dont Hoffmann exposa ses vues générales sur la thérapeutique, m'engage à me servir encore de ses propres expressions.
« Cum itaque totius curationis morborum funda
» mentum, cardo, et scopus in eo versatur, ut

» vel materia peccans temperetur, corrigatur, et
» ad excretionem apta reddatur : deindè ut illa
» ipsa per congrua emunctoria evacuetur, et de-
» nique ut motus anomali, spastici, irregulares,
» et exorbitantes componantur, et tranquilli red-
» dantur, motus vero tam solidorum, quam flui-
» dorum deficientes, et languescentes excitentur,
» promoveantur; inde patet universam remedio-
» rum classem optime dispesci posse in *alteran-*
» *tia, evacuantia, roborantia* et *sedativa.* »

CHAPITRE V.

Systémes des Vitalistes.

LES médecins qui vinrent après Boerhaave, Hoffmann et Stahl, ne pouvaient guères que glaner
dans le champ où ces hommes célèbres avaient
recueilli de riches et d'abondantes moissons. Les
différentes universités de l'Europe auxquelles l'instruction des sciences médicales était confiée, se
disputèrent la gloire et l'honneur de soutenir la
réputation de ces réformateurs de l'art, en adoptant l'une ou l'autre de leurs doctrines, et la
développant par leurs savans commentaires.

L'enseignement de la médecine se trouva donc
partagé entre les médecins-mécaniciens, les animistes et les vitalistes. Un esprit d'ordre et une
précision admirables, une rédaction très-simple et
très-élégante, firent long-tems, des institutions de
Boerhaave, un ouvrage classique dans l'école de
Paris, et dans la plupart de celles qui existaient
alors en France. Mais l'école de Montpellier s'at-
tacha de préférence, dans son enseignement, aux
faits qui se lient plus particulièrement à la doctrine
des forces vitales. Vanswieten, disciple du profes-

seur de Leyde, fit fleurir long-tems en Autriche les principes de son maître, et les prit pour texte de ses commentaires.

En Allemagne et en Angleterre, la théorie d'Hoffmann fut plus généralement adoptée. Stahl, dont le génie avait embrassé la science de l'homme sous le point de vue le plus étendu et le plus satisfaisant, trouva cependant beaucoup moins de partisans. Cette différence vient sans doute de ce que les principes abstraits, qui sont les véritables élémens de la doctrine de Stahl, offraient, à chaque instant, des difficultés qu'on regardait comme insolubles. Ces difficultés faisaient naître des discussions vives et désagréables parmi les hommes de différentes sectes, d'opinions religieuses différentes; et ces discussions, loin de contribuer au perfectionnement de la science, paraissaient même devoir en entraver la marche, et retarder les progrès de l'enseignement.

D'après les idées de Stahl, la science de l'homme se trouvait nécessairement liée, par tous les points, à la science de la nature, à cette science universelle qui embrasse tous les phénomènes physiques et intellectuels. Mais comme cette science est trop vaste, dans son ensemble, pour qu'un seul homme ose se persuader pouvoir en connaître à fond tous les détails, on s'est donc vu forcé de la subdiviser en plusieurs branches.

Le métaphysicien a dû s'occuper alors exclusivement des phénomènes rationels, c'est-à-dire de ceux qui sont du ressort de l'entendement et de la volonté. La science des phénomènes sensibles, celle qu'on désigne sous le nom de *physique générale*, a été divisée en science des grandeurs ou *mathématiques*, en *physique* proprement dite, en *chimie* et en *histoire naturelle*, qui comprend la *minéralogie*, la *zoologie* et la *botanique*. Tous les phénomènes organiques se sont trouvés plus particulièrement du ressort de la médecine.

Après avoir étudié tous les détails qui ont rapport à la structure et à la position des divers organes, après s'être occupé des lois qui règlent leurs fonctions, et dont la connaissance fixe le domaine de la physiologie, le médecin a dû s'attacher à suivre les altérations auxquelles ces mêmes organes sont exposés ou peuvent devenir sujets, et poser ainsi les fondemens de cette partie des sciences médicales que nous nommons pathologie.

Il ne suit pas, de ce que je viens de dire, que le médecin doive toujours éloigner, toujours isoler, de ses études et de ses recherches, tout ce qui n'a pas un rapport direct avec les sciences médicales; mais il doit être assez sage pour se borner à connaître, à étudier seulement les élémens et les principes de toutes ces sciences accessoires. Qu'il se contente de ce qui lui est nécessaire, de ce qui peut lui être véritablement utile; et qu'il ait toujours présent à sa mémoire ce précepte du père de la médecine : *Ars longa, vita brevis.*

C'était sans doute dans l'intention de mettre les jeunes gens à même de faire, à cet égard, un choix judicieux et utile, que nos sages institutions exigeaient autrefois que tous ceux qui se destinaient à l'art de guérir suivissent un cours de philosophie ; et qu'après avoir subi les examens nécessaires, ils eussent obtenu le grade de maître-ès-arts, avant de prendre des inscriptions dans les facultés de médecine. La physiologie, la pathologie et la thérapeutique, les ramènent sans cesse aux connaissances qu'ils sont supposés avoir acquises pendant deux années d'un cours de philosophie ; elles en réclament même souvent l'application ; car l'étude principale à laquelle la vie toute entière du médecin doive être, en quelque sorte, consacrée, est celle de l'homme physique et moral, de l'homme dans l'état de santé, et dans celui de maladie.

La physiologie, en supposant des connaissances assez étendues en anatomie, exige, en outre, qu'on soit au fait des expériences qui ont été tentées avec fruit, et même sans succès, pour apprécier le mécanisme des divers organes de l'économie animale, et les rapports des différentes fonctions auxquelles la nature les a destinées. La physiologie des médecins, dont nous avons déjà parlé, avait été plutôt rationelle, plutôt systématique, qu'expérimentale. Le célèbre Haller voulut remédier à cet abus ; et parmi les médecins du dernier siècle qui se sont distingués dans cette importante carrière, on ne peut citer son nom qu'avec les plus grands éloges.

Haller avait bien senti que la méthode expérimentale est la seule qui puisse mettre à même de faire de nouvelles découvertes en physiologie. Les résultats de ses recherches sur la sensibilité et l'irritabilité, et les heureuses conséquences qu'on a tirées de ces faits, ont été le fondement de tout ce qu'on a écrit de mieux depuis ce grand physiologiste.

CHAPITRE VI.

Cullen.

Dans l'explication que nous ont donnée, des phénomènes de la vie, la plupart des vitalistes, ils attachent généralement une très-grande importance aux influences nerveuses. Sur des documens de ce genre, et dont l'initiative se retrouve dans les écrits d'Hoffmann, Cullen a fondé sa théorie du spasme. Il déduit de l'état alternatif d'énergie et de faiblesse, d'activité et d'engourdissement, de spasme ou d'atonie, toutes les circonstances qui accompagnent le paroxysme d'une fièvre intermittente. Il en attribue la succession régulière et périodique aux efforts salutaires de la nature, employés à combattre l'action des miasmes ou des différens agens délétères. L'état de faiblesse, de froid, de chaleur et de sueur, forment, selon Cullen, des périodes importantes dans chaque paroxysme ; et voici la manière dont il cherche à les ramener à ses idées sur le spasme. N'observe-t-on pas dans la période de froid, nous dit-il, un resserrement, une contraction spasmodique qui se manifeste plus particulièrement sur le système cutané ? Ne résulte-t-il pas de cette contraction, plus ou moins longue, une concentration des forces à l'intérieur, un refoulement du sang vers le cœur, les vaisseaux thorachiques et abdominaux ? La sympathie, qui existe entre le système cutané et les membranes de l'estomac, y détermine une atonie analogue à celle dont la peau se trouve elle-même frappée. Le manque d'appétit, le dégoût, les nausées et même le vomissement, ont le plus souvent alors lieu par cette seule raison. Les fonctions du cerveau partagent aussi quelquefois cet affaiblissement ou cette diminution d'énergie.

Mais bientôt, en vertu même de cette force qui détermine, selon des lois constantes, un balancement réciproque entre les différentes fonctions de la vie, le cœur et le système artériel reprennent leur énergie ; les organes intérieurs réagissent en proportion de l'atonie qu'ils avaient momentanément éprouvée ; la chaleur est considérablement augmentée ; la seconde période du paroxysme s'établit et se termine par une sueur plus ou moins abondante.

En admettant, avec les solidistes, les principes que nous venons d'exposer, Cullen ne rejette pas entièrement les documens de la pathologie humorale ; il regarde la coction et les crises comme des conséquences nécessaires de la cessation du spasme, et il admet, dans les fièvres putrides, une altération spécifique des humeurs, en la qualifiant du même nom. Une acrimonie particulière occasionne, selon lui, les écrouelles, le scorbut, et plusieurs autres maladies. Ainsi l'augmentation ou l'affaiblissement des forces toniques, qui se joint à une certaine altération des humeurs, lui sert à caractériser et classer la plupart des maladies.

Les principes physiologiques et pathologiques qu'avait adoptés Cullen, sont également la base de sa thérapeutique. C'est en agissant sur la sensibilité et l'irritabilité de nos organes, ou en d'autres termes, c'est en exerçant sur le système nerveux une action dont il nous est le plus souvent possible d'apprécier les effets, sans que nous puissions en spécifier le mode, que les médicamens jouissent réellement d'une vertu curative. Les toniques doivent, dans son idée, combattre avec avantage les phénomènes morbifiques, que nous sommes portés à attribuer à l'affaiblissement ou à l'atonie. Les antispasmodiques devront être employés avec plus ou moins de succès dans tous les cas où prédominent les affections spasmodiques. Modérer la violence de la réaction ou soutenir les forces, prévenir ou corriger la tendance des fluides à la putréfaction, seront sans cesse les points de ralliement qui doivent, selon Cullen, guider les pas du praticien, quand la complication des symptômes, leur gravité, la manière irrégulière dont ils se succèdent, le laissent dans une incertitude dont son expérience et son génie peuvent seuls le tirer.

CHAPITRE VII.

Systéme de Brown.

ON ne se persuade que trop souvent mieux faire que ceux dont on adopte les idées, en les présentant sous des dénominations nouvelles ; on se flatte alors d'acquérir une gloire à laquelle on n'a réellement que de faibles droits. Brown n'a fait que reproduire de nos jours les idées de Thémison, sur le *strictum, laxum et mixtum*. En examinant avec attention les principes sur lesquels Hoffmann et Cullen ont appuyé leurs théories, en les suivant dans les applications qu'on peut en faire aux phénomènes de la vie, on y retrouve les principaux documens du systême de Brown, dont l'enthousiasme de ses sectateurs, séduits par une apparente simplicité, a tant exagéré les avantages.

Si Brown avait lieu d'être mécontent de la théorie de Cullen, son maître et son bienfaiteur, il est fâcheux qu'on ait à lui reprocher d'avoir montré contre lui un acharnement si répréhensible à tous égards. Brown est parti de ce principe incontestable, que les phénomènes du même ordre dépendent des mêmes causes ; généralisant néanmoins beaucoup trop les applications qu'il devait en faire, il ne vit, soit dans l'état de santé, soit dans l'état de maladie, que des effets sthéniques ou asthéniques.

Toutes les parties de l'économie animale, s'est-il dit, étant excitables, c'est-à-dire pouvant être mises en jeu par l'action des agens extérieurs, présentent dans ce mode d'action, outre le degré d'excitation qui leur est naturel, et qui constitue la santé, une réaction ou trop forte ou trop faible, et dont les diverses modifications caractérisent les différentes espèces de maladies. Les maladies seront donc alors ou *sthéniques*, ou *asthéniques*, selon les nouvelles expressions de cette école ; et l'on n'aura besoin, pour les combattre, que de moyens stimulans ou débilitans. Si les maladies affectent tout le système, elles seront *générales* ; si elles se trouvent bornées à une seule partie, elles seront *locales*.

Comme une altération morbifique quelconque ne saurait avoir lieu sans une disposition particulière des organes, Brown a désigné cette disposition sous le nom *d'opportunité*, état moyen entre la santé et la maladie, et qui s'annonce généralement par une diminution d'activité, un mal-être indicible, le dégoût, la perte d'appétit, des digestions, ou lentes, ou plus ou moins pénibles.

Sans qu'il soit possible de définir l'excitabilité,

ni même de se faire une idée de la nature de ce phénomène, il n'en est pas moins vrai que cette propriété caractérise la matière organique vivante, et la différencie essentiellement, à nos yeux, de la matière morte, brute ou inorganique. Toutes les puissances qui, en agissant sur l'organisme, y mettent en jeu l'excitabilité, et y produisent une excitation, sont des excitans, des stimulans.

L'action générale des puissances excitantes produit sensation, mouvement et développement des facultés intellectuelles. L'excitabilité peut être, dans certaines circonstances, augmentée, exaltée, surabondante même. Dans d'autres cas, elle se trouve affaiblie, épuisée et même éteinte ; mais à proprement parler, l'excitabilité commence avec la vie, et ne peut s'éteindre qu'avec elle. Elle en est comme l'attribut fondamental, ou la forme essentielle.

Il y a nécessairement un rapport toujours proportionnel entre l'excitabilité et l'excitation ; et c'est ce qui détermine les nuances si variées des tempéramens, des constitutions et des diverses modifications morbifiques. C'est ce qui fait prédominer, chez certains individus, la force et l'énergie vitale, tandis que d'autres sont frappés d'une faiblesse ou d'une débilité relative. Quoique l'on soit forcé de regarder comme un apperçu ingénieux, dans le système de Brown, la distinction qu'il a établie d'après Thémison entre l'état sthénique et asthénique, considéré généralement sous le rapport

physiologique et pathologique, il se présente plusieurs observations importantes à faire à cet égard.

En effet, toute maladie, soit universelle, soit
locale, ne peut pas toujours être envisagée comme
simplement sthénique ou asthénique. La faiblesse
d'un organe peut se trouver, dans telle ou telle
maladie, compensée par l'augmentation d'énergie
d'un autre organe dont les fonctions sont essentiellement liées avec celles du premier. Cette complication, d'une si grande importance, et si fréquente dans la pratique, rend au moins précaires
les assertions dogmatiques de Brown, si elle ne
les détruit pas entièrement; elle nous laisse entrevoir tous les dangers auxquels nous exposerait,
dans une infinité de cas, une méthode, exclusivement ou stimulante, ou débilitante. Il serait beaucoup trop long d'énumérer ici les abus dans lesquels ont été nécessairement entraînés les partisans
outrés du système de Brown, par rapport au traitement des fièvres gastriques inflammatoires, et de
la plupart des phlegmasies.

Brown a tourné en ridicule, et même avec
acharnement, les médecins qui, à l'exemple d'Hippocrate, de Stahl, et d'autres praticiens célèbres,
ont admis les forces médicatrices de la nature
et la doctrine des crises. On cessera de s'en étonner, si l'on considère que Brown a réellement
très-peu pratiqué, et que dès-lors les occasions
de se convaincre de cette précieuse doctrine ont

été comme perdues pour lui. Il faut cependant avouer qu'on lui a de grandes obligations, relativement à la manière dont il a développé ses idées sur la faiblesse *directe* et *indirecte*, sur la propriété tonique et stimulante de l'opium. Il s'est élevé avec courage contre les inconvéniens de cette médecine évacuante, à laquelle avaient été conduits les médecins humoristes, et contre les abus si fréquens des méthodes rationelles puisées dans leur école.

Peut-être lui doit-on, à beaucoup d'égards, l'assurance avec laquelle on administre aujourd'hui les stimulans dans plusieurs des maladies chroniques qui en réclament indispensablement l'usage. Il est sûr que du moment que les causes qui ont produit une faiblesse directe sont suffisamment connues, suffisamment appréciées par toutes les circonstances qui en constatent la réalité, la doctrine de Brown, relative à l'emploi des stimulans, ne présente certainement plus alors de difficultés, quoique la méthode de les administrer ait donné lieu à plusieurs objections importantes.

Dans la faiblesse directe, la méthode d'employer les stimulans, d'une manière graduellement ascendante, est celle que tous les bons praticiens mettaient en usage long-tems avant Brown, et dont on retire généralement tous les jours un très-grand avantage. Mais il y aurait souvent bien du danger à commencer par de fortes doses, dans les faiblessès indirectes , comme le conseillent Brown lui-même et ses partisans, sur-tout, si, dans ces cas, on avait recours à des stimulans fixes.

Parmi les nombreuses objections à faire au système de Brown, les plus fortes, a-t-on dit et répété plusieurs fois, peuvent se tirer des maladies dépendantes d'un virus quelconque. En effet, quel que soit l'état asthénique ou sthénique de l'économie animale, les maladies vénériennes, psoriques, dartreuses , etc., se détruisent par des spécifiques dont l'action ne peut raisonnablement pas être attribuée à cet état sthénique ou asthénique ; et si l'on étudie avec attention la marche et les symptômes de ces maladies, on voit qu'elles offrent en général une période qui est avec sthénie, une autre avec asthénie, sans pour cela jamais changer de nature.

Je ne puis finir cet article sans remarquer qu'un des points de la doctrine de Brown qui a fait naître de vives contestations, c'est l'action débilitante du froid et la propriété tonique et stimulante de la chaleur. On aurait tort de soutenir affirmativement et exclusivement l'une ou l'autre de ces assertions. Un froid trop vif et trop long-tems continué produira nécessairement dans l'économie animale une faiblesse indirecte dont la chaleur, dans bien des cas , devient le meilleur moyen d'éloigner les effets dangereux.

Ces apperçus généraux du système de Brown

nous y laissent entrevoir un côté faible, mais nous présentent, d'une autre part, les chances les plus favorables et les plus heureuses. Ils seront utiles si l'on est assez sage pour ne rien outrer, si l'on est assez réservé pour modifier avec prudence, en les particularisant, ces préceptes trop généraux et trop exclusifs que Brown nous a donnés; préceptes qui sont moins les fruits de l'expérience que les résultats d'une imagination vive, quelquefois exaltée, et presque toujours entraînée par le désir de faire secte.

CHAPITRE VIII.

Théorie de l'excitation.

L'IMPULSION que le système de Brown venait de donner à la pratique médicale entraîna très-promptement, et séduisit même un assez grand nombre de médecins d'un mérite distingué, en Angleterre, en Allemagne, en Italie, et même en France. Mais on fut heureusement bientôt convaincu que l'apparente simplicité de ce système mettait souvent le praticien dans une très-grande perplexité, et rendait sa marche d'autant plus embarrassante et plus incertaine, qu'on s'était flatté de lui inspirer une plus grande confiance dans l'emploi des ressources thérapeutiques.

Parmi les médecins célèbres qui, de préférence, avaient adopté la doctrine hippocratique, et qui résistèrent conséquemment à la séduction presque générale, plusieurs, sans rejetter entièrement les idées de Brown, ne voulurent les adopter qu'en les modifiant. Quelques-uns des principes de la théorie des solidistes, plusieurs documens de la pathologie humorale, leur semblaient porter un caractère d'évidence que confirmait leur expérience

journalière. Ils donnèrent, à leur nouvelle médecine eclectique, le nom de théorie de l'excitation ;
ce qui nous indique qu'ils regardaient, avec Brown,
l'excitabilité comme la loi fondamentale de tous les
phénomènes de l'organisme.

C'est l'excitabilité, selon eux, qui établit des
rapports, ou constans ou variables, entre le solide
vivant et les influences, soit intérieures, soit extérieures, d'où se trouvent nécessairement liées entre
eux, par toutes les conséquences qui en résultent,
les phénomènes physiologiques et pathologiques.
Si par une vertu spécifique, dont la nature et le
mode nous sont le plus souvent inconnus, les médicamens agissent sur notre organisation, ce ne
peut être qu'en raison de l'excitabilité dont tous
nos organes sont doués.

Les causes des maladies, dans la théorie de l'excitation, ne dépendent pas moins des changemens
qui peuvent survenir dans les différentes parties du
solide vivant, que d'une altération spécifique des
diverses humeurs. On peut voir dans les écrits de
Roschlaub, de Reil, de Frank, de Hufeland, de
Horn, de Hecker, etc., etc., l'explication satisfaisante qu'ils ont donnée de ces principes, et les
heureuses applications qu'ils en ont faites à la pratique.

La théorie de l'excitation se compose, pour ainsi
dire, des connaissances que nous a fait acquérir
l'expérience raisonnée des médecins de tous les

âges, et doit nous être, sous ce rapport, infiniment précieuse. Organisation, excitabilité, forces
vitales, mélange, tels sont les élémens de la science
de l'homme, et sur lesquels, dignes émules des
médecins hippocratiques, les Hoffmann, les Stahl,
les Borden, les Barthez, les Grimaud, et beaucoup d'autres, nous ont donné tant d'ingénieux
apperçus. Riches des fruits de leur génie, il ne nous
reste qu'à suivre leurs traces, qu'à profiter de leur
exemple, en méditant sans cesse leurs œuvres savantes.

On ne saurait parler des médecins dont les ouvrages sont venus répandre de nouvelles lumières
sur la théorie de l'excitation, sans nommer le
célèbre Darwin. Il regarde également, avec Brown,
l'excitabilité comme la cause première de toutes
les modifications d'excitement. La manière dont il
a tâché de se rendre compte des phénomènes de
l'organisme a généralement paru fort ingénieuse.
Il les réduit à quatre espèces distinctes et particulières, savoir : aux phénomènes d'irritabilité,
de sensation, de volition, d'association.

Les mouvemens d'irritation sont les premiers en
date ; la plupart d'entre eux durent, sans interruption, jusqu'au dernier moment de la vie ; et,
selon Darwin, ils sont l'effet d'un changement
quelconque dans le sensorium, auquel succèdent
des contractions fribillaires. Ces contractions, per-
çues ou senties, deviennent l'occasion de nos dif-

férentes sensations, qui, accompagnées de plaisir ou de douleur, produisent en nous ce sentiment de désir ou d'aversion, d'où dépendent les mouvemens que la physiologie reconnaît pour être sous le domaine de la volonté.

On ne peut douter que les mouvemens de la vie ne soient, en général, plus ou moins dirigés vers notre bien-être ; et, sous ce rapport, Darwin incorpore avec avantage, dans sa théorie, les documens si utiles des forces médicatrices de la nature. Brown, au contraire, s'efforce sans cesse de les combattre, en employant inutilement tous les raisonnemens d'une logique fausse et captieuse.

D'après les idées de Darwin, l'énergie de cette puissance vivifiante qu'il nomme *sensoriale*, de même que l'activité plus ou moins grande des stimulus, sont des quantités toujours variables. Leur état continuel de fluctuation introduit nécessairement dans l'économie animale, selon l'expression de Brown, une faiblesse directe ou indirecte. Chez ceux qui ont souffert le froid ou la faim, il y a défaut de stimulus ; mais dans les fièvres nerveuses, la puissance sensoriale est diminuée.

Un stimulus trop souvent répété, ou long-tems continué, perd de son effet ; on en voit la preuve pendant l'usage prolongé de l'opium, chez les personnes qui abusent des liqueurs spiritueuses, et dans les affections tristes. C'est ce qui nous explique pourquoi tous les organes s'affaiblissent, toutes les fonctions languissent chez le vieillard. Cet état de dépérissement, qui caractérise la dernière période de la vie, est un résultat, une conséquence naturelle du mouvement perpétuel des organes vitaux.

Un stimulus répété à certaines périodes fixes produit un plus grand effet. Le défaut d'un stimulus devenu nécessaire, et qu'on néglige de répéter à certains intervalles, occasionne souvent des accès de fièvre. Si un stimulus excite dans un organe une sensation à laquelle il n'est point accoutumé, il en résulte de l'inflammation. Un stimulus plus grand qu'à l'ordinaire diminue, en général, la quantité de puissance sensoriale ; dans des organes particuliers, il en résulte des affections spasmodiques, des convulsions, quelquefois la paralysie.

Une excitation moindre qu'à l'ordinaire occasionne, en général, l'accumulation de la puissance sensoriale, et produit de la douleur. On en voit l'exemple dans les personnes exposées au froid ; dans celles qui souffrent la faim et la soif ; dans les maux de tête ou céphalalgies. Les contractions qui sont produites alors sont plus faibles, mais beaucoup plus fréquentes. Dans les fièvres adynamiques, le pouls bat au-delà de 140 fois par minute ; dans les fièvres sthéniques, rarement au-delà de 120. Le vomissement et la plupart des mouvemens retrogrades paraissent dépendre de cette cause. Une forte affection de l'ame produit un effet semblable dans l'ordre de nos idées, et nous explique tous les phénomènes de la distraction. Si l'action d'un stimulus sur un organe quelconque perd de son énergie, si elle s'éteint, il en résultera une paralysie. L'excitabilité des organes essentiels à la vie cesse-t-elle d'être mise en jeu, l'animal meurt.

Dès qu'une partie quelconque du système manifeste un état sthénique, il faut alors diminuer l'énergie de la puissance sensoriale ; mais comme un engourdissement plus considérable suit l'épuisement de cette puissance vivifiante, et qu'un plus grand effort succède ordinairement à cet état de langueur, la nature, sur-tout dans les fièvres ataxiques, n'est pas toujours en état de résister à ces périodes alternatives de repos et d'effort, et finit le plus souvent par succomber. J'aurai occasion, dans la suite, de suivre le développement de ces principes, et d'en faire l'application aux phénomènes que présentent les paroxismes d'une fièvre intermittente.

Le docteur Darwin est parti des principes que nous venons de développer, pour expliquer les phénomènes intellectuels ; il rapporte toutes nos idées aux classes d'irritation, de sensation, de volition et d'association. Il regarde comme idées d'irritation, celles qui sont précédées par l'irritation que produisent sur nos organes les objets extérieurs ;

idées de sensation, celles que précède la sensation de peine ou de plaisir ; idées de volition, celles que nous rappelons à volonté, et dont la vie toute entière nous fournit, à chaque instant, une foule d'exemples ; idées d'association, celles que précèdent d'autres idées, d'autres mouvemens, dont elles dépendent. A ces quatre classes, nous rapportons nos perceptions, notre mémoire, nos raisonnemens et tous les fruits de notre imagination.

Une des grandes lois de l'économie animale, ajoute Darwin, c'est le plaisir que nous ressentons, en imitant les actions de nos semblables. De notre aptitude pour l'imitation, naît ce que nous devons généralement entendre par sympathie. N'éprouvons-nous pas en effet du plaisir en voyant une figure gaie, tandis qu'un air mélancolique nous attriste ? Le baillement, le vomissement, et la plupart des affections éminemment nerveuses, se propagent par imitation. A la vue d'un spectacle ou d'un récit attendrissant, nous versons souvent des larmes ; à la vue d'une opération chirurgicale, les personnes très-sensibles ressentent de la douleur dans la partie correspondante de leur corps. Cette aptitude à l'imitation a été regardée, par Aristote, comme une propriété essentielle à l'espèce humaine, au point qu'il appèle l'homme un animal imitateur. C'est par ces signes naturels que les hommes, comme les animaux, peuvent s'entendre réciproquement, et ces signes naturels sont l'orignie de toutes les langues.

On ne saurait lire, sans le plus grand intérêt, la zoonomie de Darwin. Cet ouvrage, si riche des faits nombreux et intéressans que fournissent les sciences médicales, présente, dans le plus grand détail, les applications heureuses que l'auteur a faites des principes qu'il adopte, et les ingénieuses conséquences qu'il sait en tirer. On ne se lasse point d'y admirer avec quelle sagacité il explique et développe les lois de l'économie animale, sous les rapports physiologiques et pathologiques. On y voit sans cesse l'action des différens organes, et les fonctions qu'ils remplissent, se séparer, ou s'enchaîner et s'unir mutuellement, pour concourir au même but, c'est-à-dire au maintien de la vie et de la santé. Par l'exercice des différentes fonctions se manifestent sans cesse des effets que, dans les autres systêmes, on attribuait ordinairement à la sympathie et à l'antipathie. La théorie du sommeil, qui n'est qu'une suspension momentanée de notre existence extérieure, découle ici des mêmes principes que Stahl avait si bien développés long-tems avant Darwin.

Il est fâcheux que la lecture de ce bel ouvrage devienne par fois fatigante, par les fréquentes répétitions des mots dont se compose le nouveau langage que l'auteur a cru devoir adopter.

Dans la zoonomie, les phénomènes physiologiques se trouvent tous rapportés, comme nous l'avons dit plus haut, aux lois qui se déduisent des mouvemens d'irritation, de sensation, de volition et d'association. Toutes les maladies y sont classées d'après le même plan.

Mais pour le praticien, qui doit considérer, dans l'examen d'une maladie, l'ensemble des phénomènes qui la caractérisent, ce plan a le désavantage d'en séparer un grand nombre qui devraient être réunies. Toute fièvre, en effet, ne nous offre-t-elle pas presque toujours des phénomènes d'irritation, de sensation, de volition et d'association ? Ces phénomènes se confondent, et il ne nous est permis alors de les considérer isolément que pour faciliter nos recherches. Cette classification du docteur Darwin peut être consultée sous ce rapport, mais elle devient presque nulle pour l'enseignement, et de peu de valeur au lit du malade.

Les moyens thérapeutiques sont rangés par Darwin en sept classes. Dans la première, sont compris les alimens, dont l'effet est de maintenir toutes les parties de l'organisme dans l'état d'excitabilité qui leur est naturel et convenable ; viennent ensuite les stimulans, dont l'action augmente l'énergie des mouvemens d'excitation ; 3.º les apéritifs qui, en agissant sur les différens organes dont se compose le systême des secrétions, en augmentent les effets, en accélèrent et facilitent les résultats ; 4.º les absorbans, qui contribuent à augmenter cette propriété vitale que nous désignons sous le nom d'absorption ; 5.º les substances auxquelles l'auteur a donné le nom d'*invertentia*, et qui excitent dans l'économie animale des mouvemens retrogrades ; 6.º les médicamens qui sont propres à rétablir, dans leur ordre naturel, les fonctions des différens organes ; 7.º les narcotiques, dont l'effet est de diminuer l'activité vitale.

Il est facile de sentir et d'apprécier tout l'arbitraire de cette classification. Est-il possible de spécifier ainsi l'action des différens médicamens ? Le mode d'agir d'un grand nombre de substances médicamenteuses dépend, sans doute, des élémens dont elles se composent ; mais leur effet est presque toujours variable, presque toujours inaccessible à nos procédés physiques et chimiques ; il est essentiellement subordonné à ces dispositions vitales que l'expérience et la pratique nous font connaître, et qui contrarient si souvent les vues hypothétiques et les raisonnemens spécieux du théoricien.

CHAPITRE IX.

Magnétisme animal. Philosophie de la nature.

———

Les systêmes et les théories médicales, dont nous nous sommes successivement occupés, nous ont offert, dans leur diversité, des modifications plus ou moins intéressantes, et qui se rapportent, en tout ou en partie, aux documens puisés dans la pathologie humorale, dans le solidisme et dans la doctrine des animistes. Mais leurs combinaisons variées, leurs résultats hypothétiques, si souvent différens, ne peuvent heureusement avoir dans la pratique qu'une très-faible influence sur le diagnostic et le pronostic, ou plutôt elles n'en ont réellement aucune.

Nos connaissances positives, acquises dans ces deux branches si importantes de l'art de guérir, n'ont pu être que les fruits tardifs d'une expérience consommée, et d'une observation scrupuleuse des phénomènes morbifiques. Cette branche, si précieuse et si utile de la doctrine hippocratique, basée sur les lois mêmes de notre organisation, et indépendante du caprice de l'opinion, est toujours restée, malgré les nombreuses révolutions qui ont eu lieu en médecine, pure et intacte.

Pourquoi nos méthodes thérapeutiques ne jouis-sent-elles pas des mêmes avantages ? Il est, je crois, facile d'en saisir la raison : elles n'eussent point été si souvent variables, si souvent infruc-tueuses, si, moins fiers de ce que nous croyons savoir, moins attachés aux conjectures qu'enfante notre imagination, ou qu'elle adopte, nous nous fussions plus généralement bornés à suivre les vé-ritables indications de la nature, et que notre or-gueil scientifique nous eût plutôt portés à lui obéir qu'à la contraindre.

Le médecin, profondément pénétré de l'impor-tance de ses fonctions, s'afflige à chaque pas, pour ainsi dire, qu'il fait dans la carrière, de l'incer-titude dans laquelle le laissent des opinions trop souvent contradictoires. Dans quelle maladie, en effet, le sentiment d'un grand maître, relativement à la méthode thérapeutique, ne se trouve-t-il pas souvent en opposition avec celui d'un homme éga-lement célèbre par son crédit et ses lumières? La médecine, comme on l'a dit, ne serait-elle donc qu'un cercle perpétuel de variations et de vicis-situdes ?

Les médecins de l'antiquité qui supposèrent les premiers, avec génie, que l'état d'équilibre ou d'harmonie qui subsiste entre toutes les parties de l'organisme, constitue la santé, conçurent sans doute une idée simple, et aussi vraie que lumineuse. A leurs yeux, toute maladie ne doit être que le dérangement de cet équilibre. Mais quelle en est la cause ? et quel peut en être le remède ? Envisageant sous un point de vue général la première question, Hippocrate avait déjà dit que si l'homme était seul dans la nature il ne connaîtrait point la douleur. Ce qui nous prouve que le père de la médecine regardait comme une des causes essentielles des maladies l'influence des agens extérieurs.

La physique et la chimie, en perfectionnant à cet égard nos connaissances, en nous faisant connaître les propriétés des corps, et les divers élémens dont ils se composent, nous ont mis à même d'apprécier, avec plus d'exactitude, les effets qui dépendent de la nature de nos alimens, et de l'atmosphère dans laquelle nous sommes sans cesse plongés. L'atmosphère est pour nous un fluide hétérogène que modifient, selon les lieux, les climats et les saisons, pendant le jour ou la nuit, l'influence du calorique, de la lumière, des fluides impondérables, et des émanations de toute espèce dont elle est constamment ou accidentellement imprégnée.

Parmi ces émanations si variables, et dont la nature ou les circonstances qui les favorisent nous sont le plus souvent inconnues, il y en a un grand nombre qui agissent sur nous d'une manière inappréciable. Au contraire, l'action de quelques autres, en altérant ou suspendant le jeu de nos organes, produit plus ou moins promptement, dans nos diverses fonctions, un désordre qui, par sa nature même, caractérise et spécifie les maladies que nous nommons *épidémiques* et *endémiques.*

Il y a plusieurs maladies que l'homme jouit de la malheureuse faculté de communiquer à ses semblables, par voie de contagion ; et les faits qui en constatent la déplorable certitude sont trop nombreux pour qu'on puisse les révoquer en doute. Mais si, d'une part, l'homme peut agir sur l'homme par des influences délétères, serait-il donc hors de raison de lui supposer une vertu absolument contraire, c'est-à-dire celle que peut et que doit avoir en effet, dans certaines circonstances, un individu sain, d'exercer une influence salutaire sur un individu faible et malade ? Cette supposition semblerait devoir nous ramener à la doctrine que M. Mesmer a désignée sous le nom de magnétisme animal, et qui n'est qu'une dépendance de cette influence universelle et réciproque, de ces rapports généraux et particuliers établis entre tous les êtres coexistans.

La doctrine de M. Mesmer, observe Thouret, (Recherches et Doutes) a formé, pendant un siècle, une opinion dominante. Vanhelmont, Goclenius, Moxwell, Santanelli et autres, ont admis l'existence d'un premier agent, auquel ils ont donné le nom de *fluide universel*. Ils se vantaient de posséder des moyens de saisir cet agent universel, de pouvoir en modifier les influences et les effets. Ils croyaient pouvoir agir de cette manière, sans aucun contact immédiat, mais à de certaines distances ; par ces moyens, ils prétendaient exciter, mettre en jeu le principe vital des êtres animés, augmenter son action, produire des crises, et calmer les troubles qu'il peut occasionner dans les organes.

En fortifiant ainsi l'esprit vital dans chaque individu, ils se flattaient de pouvoir conserver la santé, prolonger la vie et préserver même des maladies ; enfin, et par une conséquence naturelle de cette doctrine, ils pensaient être parvenus au point de simplifier l'art de guérir. Ils ramenaient toutes les maladies et tous les remèdes à un seul principe ; ils indiquaient enfin la médecine universelle, c'est-à-dire le moyen de seconder les efforts salutaires de la nature, qui, seule et sans secours, dissipe si souvent un grand nombre de maladies.

Mead, Whytt et Stahl, ont eu sur les mouvemens alternatifs de l'économie animale, et qu'ils ont comparés à ceux du flux et reflux, des idées absolument semblables à celles des auteurs que nous avons déjà cités. Ce point important de la doctrine médicale est d'une haute antiquité, et le germe s'en trouve dans plusieurs écrits d'Hippo-

crate. Les propriétés connues de l'aimant se manifestent également, selon M. Mesmer et les anciens magnétistes, dans le corps humain. On y
observe, nous disent-ils, un axe polaire, des pôles;
on y reconnaît même une force directive, ou, si
l'on peut s'exprimer ainsi, le phénomène même
de la direction.

Les anciens magnétistes enseignaient, comme
M. Mesmer, qu'ils avaient le pouvoir de saisir et
de communiquer leur agent universel, de le ren-
forcer ou de le fortifier dans les individus, en
employant des moyens appropriés. Celui, dit Maxwell, qui sait agir sur l'esprit vital, particulier à
chaque individu, peut guérir, à quelque distance
que ce soit, en appelant à son secours l'esprit
universel. Celui, ajoute-t-il, qui regarde la lumière comme étant l'esprit universel, ne s'éloigne
pas beaucoup de la vérité. C'est en effet, ou la
lumière elle-même, ou c'est en elle au moins
qu'il réside.

M. Mesmer avait annoncé que le magnétisme
peut guérir immédiatement les maladies de nerfs,
et médiatement les autres. Les prétentions des partisans de l'ancien magnétisme étaient absolument
les mêmes. Toutes les maladies dépendaient, suivant eux, de l'affection et des diverses altérations
du principe vital; dès-lors, en fortifiant et rétablissant l'esprit vital, ou le vrai principe qui anime
les nerfs, ils ne doutaient pas qu'on ne pût par-

venir à conserver la santé, prolonger la vie, et prévenir toutes les maladies.

C'est en excitant des crises que M. Mesmer se flattait, comme les anciens magnétistes, de guérir les maladies ; mais il admettait, avec eux, que les secours de la médecine ordinaire pouvaient et devaient même, au moins dans certains cas, être employés conjointement avec le magnétisme. Comme eux, il adopta l'idée d'une médecine universelle.

Si les principes de M. Mesmer et des anciens magnétistes nous présentent, comme il est facile de s'en convaincre dans l'ouvrage de Thouret, la plus grande conformité, nous remarquerons que leur méthode consistait dans un ordre de procédés différens. Maxwell et Santanelli dirigeaient de préférence l'influence magnétique sur des parties, soit séparées, soit extraites, ou mêmes évacuées du corps des individus ; de là s'était introduit l'usage des différentes espèces de poudres de sympathie. M. Mesmer n'a recours, au contraire, qu'à l'attouchement, ou à la seule approche. Cette condition lui paraît au moins nécessaire pour qu'il puisse agir ensuite dans l'éloignement.

La chaîne, les conducteurs et le baquet, employés par M. Mesmer, doivent être regardés alors comme d'utiles accessoires, sur-tout dans les traitemens publics, mais dont l'usage n'est point indispensable dans les traitemens particuliers.

Après avoir comparé le mesmérisme avec la doctrine des anciens magnétistes, Thouret met en parallèle les cures que M. Mesmer avait opérées, avec celles de Gassner et de Greatrakes ; il cite comme faits analogues, la possession des religieuses Ursulines de Loudun, et les guérisons qui eurent lieu sur le tombeau du diacre Pâris ; il se croit en droit, sans contester toujours la réalité de ces cures, de les rapporter, d'une part, à cette sorte d'ambition ou de désir d'occuper le public de soi, et de l'autre, à l'imitation et aux effets de l'imagination, dont l'empire est si puissant sur des personnes sensibles et nerveuses. La dissipation, une musique agréable, l'exercice, l'espoir même de guérir, l'usage de la crême de tartre et des bains, ne devaient-ils pas souvent contribuer, se demande Thouret, à la guérison des maladies autant que le magnétisme ?

Pourquoi M. Mesmer a-t-il distingué un ordre de sujets qu'il appelle *anti - magnétiques ?* Ne serait-ce pas pour excuser le défaut de succès sur des personnes qui, n'ayant ni l'imagination ardente, ni les nerfs mobiles, n'éprouvent ainsi nul effet d'un agent dont on prétend cependant que dans la nature l'action est universelle ? Quel soupçon cette remarque ne donne-t-elle pas sur le compte des magnétiseurs ? Ce n'est donc point l'action de la cause qui est grande, mais la disposition aux effets.

D'après ce qu'on vient de dire, il est facile de

se convaincre que M. Mesmer n'a fait que reproduire la doctrine des anciens magnétistes; on est
en droit de lui reprocher de s'être entouré de
tous les prestiges du charlatanisme. Les abus si
dangereux qu'on remarqua dans ses traitemens publics, et qui furent signalés dans le tems, provo-
quèrent, à plusieurs égards, le rapport des com-
missaires nommés en 1784 pour examiner le magnétisme.

A peu près vers cette époque, une circonstance
heureuse et inattendue fit découvrir à M. de Puy-
segur le phénomène du somnambulisme magnétique, dont M. Mesmer n'avait point parlé. Cet
état si extraordinaire, et qu'on a eu tort de confondre avec la catalepsie, présente divers rapprochemens essentiels avec le somnambulisme naturel;
mais il offre des nuances qui lui sont propres.

On a réuni les phénomènes les plus importans
du somnambulisme magnétique sous trois points
de vue principaux : isolement, mobilité et concentration magnétiques. L'électricité nous donne
l'idée de l'isolement des somnambules; l'aimant
celle de leur plus ou moins grande mobilité magnétique. Dans cet état de concentration, qui n'appartient qu'aux somnambules des degrés supérieurs,
il se développe une faculté instinctive semblable
à celle des animaux, et qui nous présente alors
une série de phénomènes qu'on ne connaissait
point auparavant.

Sans se permettre de nier, d'une part, tous les faits, sans en admettre aveuglément, de l'autre, toutes les conséquences, il est prudent, avant d'asseoir un jugement, d'attendre que ceux qui s'occupent encore en France et en Allemagne, du magnétisme et du somnambulisme, aient pu donner à leurs idées la maturité d'une longue expérience.

Je ne puis ajouter ici que peu de chose à ce que j'ai déjà dit de la philosophie de la nature. Cette théorie nouvelle, dont j'ai emprunté plusieurs vues générales, est maintenant très-répandue en Allemagne. Voici l'exposé qué M. Virey, dans le tome X du Dictionnaire des Sciences médicales, article *doctrine*, nous en a récemment donné : « Suivant cette doctrine, assez difficile à com- » prendre, nos corps sont formés par la réalisa- » tion de la volonté de l'être unique primitif ou » de Dieu, au moyen des élémens opposés ou » pôles. Les métaphysiciens de Tubingue et de » Landshut paraissent concevoir par là l'antago- » nisme ou l'opposition des forces qu'on observe » dans l'économie vivante ; ainsi le nerf et le » muscle sont opposés par leur action ; ainsi l'ac- » croissement ou l'assimilation l'est au décroisse— » ment ou à la décomposition, le système arté- » riel au veineux, les liquides aux solides ; enfin, » tout ce concours d'oppositions maintient le corps » vivant dans un état intermédiaire, ou *indiffé-*

» *rent*, pour s'exprimer comme eux. Par exemple,
» le blanc et le noir dans les couleurs, le doux
» et l'amer dans les saveurs, le grave et l'aigu
» dans les sons, offrent, pour chaque sens, des
» preuves de cet antagonisme, de ce dualisme
» qui, comme les leviers correspondans d'une ba-
» lançoire, établissent une sorte d'équilibre ou
» milieu par lequel notre organisation se soutient.
» Il y a dans toute la nature de ces harmonies
» générales d'opposition qui conservent l'équilibre
» de l'Univers, dont Dieu, placé au point inter-
» médiaire, est l'éternel médiateur, Être qui do-
» minant ainsi sur les confins des deux principes
» antagonistes, est le point milieu, le néant ou
» l'immatérialité. Dans ce système, l'ame est une
» espèce d'harmonie; elle imprime *à tous nos*
» *organes* le branle de la vie; elle a une exis-
» tence à part; elle agit dans le somnambulisme,
» les sommeils magnétiques; communique avec
» les autres ames et avec toute l'étendue, etc.
» On explique, suivant ce dualisme, les opérations
» de nos organes qui sont formés de deux moi-
» tiés pareilles comme les deux pôles de l'aimant,
» les deux espèces d'électricité, de galvanisme,
» comme l'oxygène et l'hydrogène, la chaleur et
» le froid, la lumière et les ténèbres, etc. Telle
» est la polarité, la succession des êtres, images
» fugitives de la volonté d'un être immense, cen-
» tral, immatériel et producteur de toute matière,

» par deux principes opposés émanés de sa vo-
» lonté. Telle est la Trinité ineffable qui nous
» révèle toutes les puissances de la nature uni-
» verselle. »

En suivant la philosophie de la nature dans ses
détails, on y rencontre à chaque pas des documens puisés dans la doctrine des animistes, des
données positives empruntées des vitalistes et des
médecins mécaniciens. Toutes nos connaissances
antérieurement acquises forment des élémens d'une
plus ou moins grande importance dans la construction de ce nouvel édifice. Mais il est à regretter
que la vérité s'y présente si souvent obscurcie par
un langage dont on n'est pas toujours sûr d'avoir
saisi le sens.

ESSAI

SUR

LA PHILOSOPHIE MÉDICALE.

DEUXIÈME PARTIE.

PHYSIOLOGIE.

CHAPITRE PREMIER.

Principes généraux.

Lᴀ physiologie est, aux yeux du médecin, la connaissance des lois des diverses fonctions de l'économie animale dans l'état de santé. La considérer sous ce point de vue, c'est la réduire à ce qu'elle offre d'essentiellement utile. L'anatomie est une de ses branches : elle nous enseigne la position , la structure et la conformation de nos organes.

Comme les modifications de la vie se présentent sous les formes les plus variées, il devient indispensable d'en étudier les rapports et les différences dans les diverses et nombreuses espèces d'êtres organisés. Le végétal, dont l'existence paraît bornée au système nutritif et reproducteur, s'unit, par des nuances insensiblement graduées, aux différentes espèces d'animaux qui se rapprochent eux-mêmes plus ou moins de l'homme.

Mais l'homme, quoique d'une nature bien supérieure, lui chez qui le *sentiment de la divinité peut rendre l'amour sublime et l'amitié généreuse*, éprouve néanmoins les mêmes besoins physiques que les animaux. Comme eux, il connaît le plaisir et la douleur, obéit aux impulsions du désir et de l'aversion ; il est soumis aux mêmes lois d'accroissement et de dépérissement ; il naît, se reproduit et meurt comme eux.

L'examen anatomique des différentes parties qui composent les corps organisés, nous fait bientôt reconnaître que leurs organes varient dans les espèces et les individus. Ces organes contribuent tous à l'accomplissement des fonctions de la vie extérieure et organique ; tous nous offrent des rapports plus ou moins précis de quantité, de qualité, de modalité et de relation. C'est là ce qui constitue réellement leur idiosyncrasie ; c'est là ce qui les rend tous propres à exécuter, avec plus ou moins de facilité, telle ou telle fonction ; et c'est aussi, pour nous, ce qui les différencie d'une manière si sensible des corps inorganiques.

Tout mouvement inorganique est, comme on le sait, et nous l'avons déjà observé, rigoureusement soumis aux circonstances de masse, de situation et de vîtesse. Quant aux mouvemens animaux, ils se distinguent des mouvemens communiqués, parce qu'ils ne sont jamais en proportion mécanique avec la cause qui les produit. Ils diffèrent des mouvemens de gravitation, en ce qu'ils s'exécutent avec la même facilité dans toutes les directions. Nous ne pouvons les confondre avec les phénomènes chimiques, parce que, dans la production de ces mouvemens, nous n'appercevons aucune combinaison, aucune décomposition sensible.

La structure plus ou moins régulière, plus ou moins symétrique des organes, qui sont du domaine des fonctions extérieures ou physiques, se trouve rigoureusement assujétie à des lois du même ordre. Quant aux organes destinés aux fonctions d'assimilation et de reproduction, leur qualité intérieure et spécifique est d'une toute autre importance que leur conformation extérieure. Cette considération si intéressante n'avait point, comme on a pu le voir, échappé à Stahl, et elle se retrouve dans tous les écrits de ceux qui, en adoptant ses idées, ont professé sa doctrine.

Dans tous les mouvemens physiques que nécessitent nos diverses fonctions, quelque forts ou faibles, quelque lents ou rapides qu'ils puissent être, on y observe des rapports connus de forme, de masse, de vîtesse, de densité, de volume, etc., etc. ; il se manifeste en outre, selon le mode d'action des forces compressives et expansives, une différence *qualitative* de direction, c'est-à-dire du centre à la circonférence, et de la périphérie au centre. Mais dans l'excitation, la seule différence *quantitative* d'activité qui soit possible, c'est l'hypersthénie ou l'asthénie.

L'action continuelle qu'exercent sur nos organes les agens extérieurs, se trouve généralement soumise aux lois de la physique et de la chimie. Tous les effets, tous les produits de l'activité vitale se présentent, sans cesse à nos yeux, sous des rapports de tems, de grandeur, d'espace, d'énergie, de détermination, sous des rapports d'affinités de composition et de décomposition. Ce merveilleux enchaînement de phénomènes si variés, si multipliés ; ce balancement et cet antagonisme continuel des forces de la nature ; ce dualisme universel, dont les preuves physiques et morales sont par-tout et se reproduisent à chaque instant, est devenu de nos jours l'objet spécial des savantes méditations de plusieurs médecins, en Allemagne.

Bernardin de St.-Pierre, dans son bel ouvrage des Études de la Nature, a cité un grand nombre de faits à l'appui de cette doctrine des harmonies et des contrastes. Il nous a peint, dans ce genre, plusieurs tableaux intéressans, avec les nuances de ce coloris enchanteur dont la nature elle-même sait embellir toutes ses productions. Peintre habile, savant naturaliste, sous sa plume éloquente, les vérités les plus sublimes de la philosophie et de la morale se présentent à nous, souvent ornées de fleurs, souvent parées de tous les charmes du style, quelquefois même déguisées sous les ingénieuses allégories de la fable.

Des phénomènes du même ordre, soumis aux mêmes lois et dépendans des mêmes causes, s'offrent également au médecin dans l'étude de l'économie animale. L'expérience nous démontre qu'il peut exister, dans le système vital, un état relatif de force ou de faiblesse. Dans d'autres circonstances, nous observerons une augmentation, une diminution des forces expansives et contractives, une prédominance constante et très-prononcée dans tel ou tel mode des affinités organiques.

Ce sont les degrés variables de ces combinaisons, de ces diverses modifications des élémens dont se forment nos organes, qui établissent une si grande différence dans les tempéramens, et si souvent enchaînent, pour ainsi dire, malgré nous, le moral sous la dépendance des causes physiques.

Le premier mode d'existence, à nos yeux, pour tous les êtres organisés, c'est l'état de liquidité;

mais dans les diverses gradations, et dans le développement successif de la vie, cet état subit un grand nombre de métamorphoses, qui toutes se réduisent, en dernière analyse, à trois substances particulières, savoir : la gélatine, l'albumine et la fibrine.

Tous les organes blancs appelés par les anciens spermatiques, tels sont les tendons, les aponévroses, le tissu cellulaire, les membranes, doivent leur solidité à la première de ces substances. L'albumine se trouve en abondance dans presque toutes nos humeurs. Enfin la fibrine, contenue dans le sang, devient une des parties constituantes des muscles. Chez quelques animaux, le sang ou le fluide qui en tient lieu est blanc, d'autres ont au contraire le sang rouge. Dans certaines classes d'animaux, la chaleur animale excède à peine la température de l'atmosphère; chez d'autres, elle lui est supérieure de plusieurs degrés.

« Tout animal, dit le professeur Richerand, » peut être réduit par la pensée à un tube nutri- » tif ouvert par ses extrémités. » Mais l'anatomie comparée nous enseigne combien les dimensions de ce tube peuvent varier par rapport à ses sinuosités, et à tous les organes accessoires qu'il renferme dans l'épaisseur de ses parois.

Les polypes, les vers et les crustacées nous présentent une organisation beaucoup plus simple que les oiseaux, les mammifères et l'homme. Les polypes n'ont aucun organe qui soit spécialement destiné à la reproduction de l'espèce. On peut, à volonté, couper un de ces animaux en plusieurs morceaux, et chacune de ces parties forme autant de polypes, qui sont vivans et organisés comme celui dont ils sont séparés.

Pour les vers, le même phénomène a également lieu ; mais la section ne saurait être poussée aussi loin que dans les polypes. L'organisation animale, plus compliquée chez les crustacées, ne permet plus que la reproduction de quelques-unes de leurs parties. Plus l'animal se rapproche de l'homme, et plus ses organes, en se multipliant, compliquent son organisation, moins alors les reproductions partielles sont fréquentes ; elles n'ont même plus lieu ; et si l'animal, par suite de maladies, ou par quelque cause accidentelle, éprouve la perte d'un de ses organes, il en demeure privé pour la vie.

Si nous avons quelques données positives sur les propriétés générales et particulières de structure et de conformation, propriétés qui semblent également appartenir aux végétaux comme aux animaux, nous en sommes redevables à l'anatomie comparée, science qu'ont enrichie de nos jours, et beaucoup perfectionnée, les travaux de Vicq-d'Azyr, de Cuvier, et de plusieurs autres savans.

La physiologie végétale ne doit pas moins aux observations des Lamarck, Decandolle, Mirbel, etc.

CHAPITRE II.

Suite des considérations générales sur l'orga-nisme.

Dans le sens, et d'après les idées de la plupart des médecins vitalistes de nos jours, le principe des phénomènes de la vie, ou plutôt cette circonstance occasionnelle qui les fait naître et les développe, c'est *l'excitabilité.* Ce terme, qui désigne un phénomène principal, un fait physique, le fondement de tous les autres, mais dont on n'explique point la cause, suffit sans doute à l'enseignement. Il permet de ne point dépasser certaines limites, et dispense de remonter à des principes métaphysiques.

Les idées de Haller sur la sensibilité et l'irritabilité, adoptées et modifiées par Bichat, Richerand, et leurs imitateurs, sont devenues sous la désignation de sensibilité et contractilité, les deux lois fondamentales de la physiologie. On y rattache tous les phénomènes de la vie , soit qu'on les considère sous les rapports de nutrition, d'assimilation, de reproduction, sous les rapports de sensation, de volition et de loco-motion. Toute irritation perçue, sentie, produit en nous un sentiment de peine ou de plaisir qu'accompagnent des mouvemens d'aversion ou de désir. Diverses séries de mouvemens d'irritation, de sensation, de volition et d'association, composent l'ensemble des phénomènes qui commencent avec la vie et ne cessent qu'avec elle.

Plusieurs physiologistes, en Allemagne, se persuadent que l'excitabilité n'est qu'une espèce d'électricité animale. Ils regardent le principe de la fixité comme un effet magnétique ; mais la concentration et l'expansion des forces vitales ne fut-elle pas long-tems avant eux enseignée comme une des lois de l'économie animale, et les phénomènes de la nutrition regardés comme effets, comme résultats d'affinités organiques particulières?

Indépendamment des forces vitales dont nous avons déjà parlé, il existe en outre, chez tous les êtres organisés, une force spéciale de reproduction qui doit être considérée comme leur caractéristique, c'est-à-dire comme l'attribut le plus essentiel, le plus frappant pour nous, et qui nous aide le mieux à les distinguer de tous les autres. Cette force de reproduction est toujours la même dans chaque espèce.

Elle se manifeste sans cesse à nous, non seulement par tous les phénomènes de reproduction, mais d'une manière plus étonnante encore, par la faculté qu'ont tous les êtres organisés de pouvoir donner naissance à d'autres êtres qui leur ressemblent. La cause et l'effet sont toujours ici du même ordre : quelque variées que puissent être les circonstances de rigueur, la forme et la disposition des organes qui permettent l'accomplissement de cette importante fonction de la vie, et dont l'époque, comme la durée, sont comprises entre certaines limites. De cette manière, se trouvent enchaînées la vie générale, la vie individuelle et la vie de l'espèce.

Des rapports plus ou moins marqués de l'influence des causes extérieures se manifestent donc dans l'économie animale, soit comme moyens *excitans*, soit comme moyens *nourrissans ;* les uns agissent en consumant l'énergie vitale, les autres en réparent sans cesse la perte. Les premiers mettent en jeu l'excitabilité vitale, les seconds fournissent au système réparateur les élémens qui maintiennent nos organes dans l'état de santé qui leur est propre. D'après des vues que l'on doit néanmoins regarder comme hypothétiques, on s'est permis de conclure que tous les phénomènes compris dans la sphère d'excitation se rapportent à des *formes électriques*, et que tout ce qui est du ressort de la nutrition dépend du *magnétisme.* « Les mouvemens de rapprochement, dit M. Azaïs, » à peu près dans le même sens, sont ceux qui » tendent sans cesse à former et à conserver les

» corps. Les mouvemens de séparation sont ceux
» qui tendent sans cesse à les dissoudre. »

L'organisme nous offre dans chaque espèce des différences bien marquées et particulières à chacune d'elles ; mais ces différences d'organisation sont toujours ici régulières, et concourent avec un ordre admirable, dans les nombreuses générations qui se succèdent sans cesse, à l'accomplissement des mêmes fonctions. L'organisme de chaque individu se trouve, au contraire, continuellement exposé à des différences plus ou moins variables ; elles supposent, par rapport aux affinités organiques, une prédominance des forces attractives ou répulsives, d'où il résulte une restriction réciproque dans leur tendance, et qui modifie tous les phénomènes de construction et de destruction, c'est-à-dire ceux qui se manifestent dans l'acte de la nutrition et de la décomposition de nos organes.

Ce qui précède peut nous aider à concevoir la manière dont agissent sur l'organisme les substances altérantes et nutritives, sans qu'il nous soit possible, dans l'explication des phénomènes de nutrition, d'aller au-delà de ce que nous venons de nommer tendance relative des affinités organiques, effet secondaire à la vérité, et dont la cause première nous sera toujours inconnue. Il en est de même de la *contagion*, qu'on attribue, avec assez de vraisemblance, à une modification de l'électricité animale. Aux yeux du médecin, la contagion doit être envisagée comme une influence particulière qu'exercent certaines puissances sur l'organisme, en produisant des effets identiquement semblables à leur cause. Les maladies généralement regardées comme contagieuses sont la gale, la variole, la syphilis, le typhus, la peste, etc. Les autres poisons, qu'on les suppose tirés des règnes minéral, végétal et animal, ne sont pas, à proprement parler, contagieux. Ils exercent simplement une altération spécifique sur certaines parties de l'organisme soumis à leur action délétère.

M. le docteur Gasc, médecin des armées, dans le discours préliminaire qu'il a mis en tête de sa traduction du *Typhus contagieux*, etc., par J. V. *de Hildenbrand*, Paris, 1811, se rapproche de mes idées, et me paraît avoir très-judicieusement comparé le phénomène de la contagion à ce qui passe dans la fermentation panaire. L'histoire de la génération des plantes et des animaux nous offre aussi des phénomènes du même ordre, mais que modifie, avec des nuances infiniment variées, la part que peut avoir chaque sexe dans cette importante fonction. Les observations sur les animaux spermatiques, le système des ovaristes, l'ingénieuse hypothèse de Buffon sur les molécules organiques, et de nouvelles conjectures empruntées de la théorie du galvanisme, laissent encore cette fonction, même de nos jours, dans une profonde obscurité.

Quelques physiologistes ont cru pouvoir regarder l'homme comme le tout organique le plus parfait de notre globe, comme le plus étonnant *microcosme* qui réunit et réalise en lui toutes les possibilités de combinaison et de rapports, soit physiques, soit psycologiques. Ils se plaisent à comparer souvent les modifications diverses de la vie avec les grands phénomènes de l'Univers. La nature, nous disent-ils, nous offre, sans cesse et par-tout, des alternatives d'expansion et de contraction, d'activité et de repos.

La terre, dans l'orbite qu'elle parcourt, tourne sans cesse sur son axe, mais présente chaque jour au soleil son hémisphère oriental ou occidental, et annuellement aux solstices l'un ou l'autre de ses pôles. L'homme, dans l'exercice de ses fonctions, nous offre aussi des phénomènes du même ordre, et qui paraissent dépendre des mêmes lois. Il se montre soumis à une semblable succession périodique, comme le constatent l'état de sommeil et de veille, les paroxysmes fébriles, et beaucoup d'autres phénomènes; comme le prouvent ces contractions alternatives des fibrilles nerveuses auxquelles on attribue la production des couleurs accidentelles, théorie ingénieuse, et qu'a si bien développée Darwin.

L'homme, comme le globe qu'il habite, semblerait donc se partager aussi en deux hémisphères ; l'un que l'on désignerait sous le nom

d'hémisphère physique, l'autre sous celui d'hémisphère psycologique, mais qui, relativement à
leurs fonctions, s'alternent, pour ainsi dire, dans
leur point de *culmination*. Tous les phénomènes
de l'hémisphère physique se réduisent à deux
modes généraux, savoir : *figure* et *mouvement*.
Le mot *figure* se trouvant pris alors dans le rapport physique, tandis que dans le sens chimique
celui de *configuration* désigne spécialement la
disposition intérieure des élémens ou parties constituantes des aggrégats ; tous les phénomènes de
l'hémisphère psycologique se rapportent à l'entendement et à la volonté.

La disposition symétrique des deux parties
latérales du corps humain, et celle d'un grand
nombre d'organes, avait engagé quelques philosophes de l'antiquité à regarder l'homme comme
un animal double. Les anatomistes se sont emparés
de cette idée, et en ont fait un des principaux
documens de la science. Les savantes recherches
auxquelles Bordeu s'était livré à cet égard, mirent
le célèbre Bichat sur la voie de nouvelles tentatives. Il partit des mêmes principes, qu'il sut développer avec beaucoup de sagacité, mais en leur
donnant, au jugement de plusieurs physiologistes,
un peu trop d'extension. Il augmenta, en les perfectionnant, nos connaissances sur les divers tissus
dont se composent nos organes. Les os mêmes,
qui sont les parties les plus solides de l'animal,

nous furent présentés alors comme une espèce de réseau, dans les mailles duquel se dépose le phosphate calcaire qui leur donne toute leur solidité.

Quelques-unes des conjectures qu'on s'était permises, relativement à la formation de nos organes et leur accroissement progressif, se trouvèrent rigoureusement démontrées. En faisant subir à nos organes une décomposition successive, en leur faisant éprouver une macération plus ou moins prolongée, on les réduisait à leurs tissus primitifs, et on les ramenait aux divers élémens dont ils se composent. Il fut constaté que les divers tissus, osseux, cartilagineux, fibreux, muqueux, séreux, dermoïde, etc., ont pour base commune le tissu cellulaire.

Un mode semblable de structure primitive, pour toutes les parties solides, devint alors un des points de physiologie les mieux prouvés ; il fut possible d'en faire les plus heureuses applications, et d'en déduire les conséquences les plus ingénieuses. A l'aide du tissu cellulaire, dans lequel se trouvent plongés tous nos organes, il fut facile de concevoir et d'expliquer les métastases, c'est-à-dire ces transports de la matière morbifique dans un lieu différent de celui qu'elle occupait primitivement.

Outre la division latérale dont nous venons de parler, le corps humain se trouve, en quelque

sorte, partagé en deux portions supérieures et inférieures : l'une au-dessus, l'autre au-dessous du
diaphragme ; et cette idée, qu'on trouve dans les
écrits d'Hippocrate, ne présente pas moins d'utilité par ses nombreuses applications à la pratique.

Une autre considération d'une très-grande importance dans l'étude de l'économie animale, et
qu'on fait dépendre du rapport qui s'établit entre
les forces sensitives toniques et loco-motrices,
entre les forces d'assimilation, d'association et de
volition, c'est l'énergie ou la faiblesse respective
de chaque organe en particulier, et de chaque systême d'organes. Cette activité, ou trop forte ou
trop faible, détermine non seulement les tempéramens et la prédominance de telle ou telle passion, mais doit être en outre regardée le plus souvent comme la cause d'un grand nombre de maladies de telle ou telle classe. Elle altère l'harmonie
qui doit toujours subsister entre les solides et les
fluides ; elle dérange, elle intervertit même le
plus souvent l'ordre naturel des sympathies d'organes ou de fonctions, produit le spasme ou l'a-
tonie, accélère et précipite quelquefois ce terme
fatal de notre existence, et qui, pour le commun
des hommes, est *la terreur des terreurs.*

CHAPITRE III.

Classification des fonctions et des systêmes organiques.

$C_{ONNAITRE}$ et se *reproduire* sont les deux grandes fonctions de l'homme sur ce globe. Tous les mouvemens vitaux qu'elles exigent, de quelque ordre qu'ils soient, peuvent se ranger sous quatre systêmes généraux : 1.° systême sensitif ; 2.° systême nutritif ; 3.° systême égestif et loco-moteur ; 4.° systême intellectuel.

Le systême sensitif se rapporte, pour tout ce qui regarde les opérations des sens, à cette propriété vitale qu'on a désignée sous le nom de sensibilité.

L'irritabilité tient sous sa dépendance le systême égestif, c'est-à-dire celui des systêmes de l'économie animale, qui comprend tous les phénomènes qui sont l'effet ou le résultat des forces que Stahl, et d'autres physiologistes après lui, avaient appelées forces toniques ou loco-motrices. Bichat a de nos jours expliqué les mêmes phénomènes, par ce qu'il nomme contractilité sensible et insensible.

Le système nutritif ou d'assimiliation a pour base cette force altérante ou digestive dont Grimaud a si habilement développé les effets dans tous les phénomènes qui en dépendent. Plusieurs physiologistes Allemands, sans ajouter rien d'essentiel aux savantes explications qu'en a données le célèbre professeur de Montpellier, l'appellent force de reproduction, et la regardent comme une des modifications du principe de la pesanteur. Si nous réfléchissons sur ce qui se passe dans l'acte de la nutrition, pris dans le sens le plus général, nous devons avouer qu'en admettant une force digestive, une force de reproduction, nous ne pouvons pas toujours en concevoir clairement les effets ; mais au moins cette force explique-t-elle d'une manière satisfaisante les faits relatifs à l'accroissement, les faits relatifs à cette *résistance vitale*, qui n'en est qu'un produit, mais en vertu de laquelle tous les corps organisés se conservent, se maintiennent plus ou moins long-tems dans cet état qui leur est propre, malgré l'action continuellement destructive de toutes les causes environnantes.

L'entendement et la volonté doivent être regardés comme les deux clefs du système intellectuel ; et toutes les connaissances qui peuvent y avoir plus particulièrement rapport sont du domaine de la métaphysique.

L'hémisphère psycologique, dont nous avons parlé, se partage en deux systèmes : celui des sensations et de l'intelligence. Nous y observons le sentiment d'une part, et de l'autre la raison, comme les expressions d'une action relative plus ou moins déterminée du principe qui préside à la vie. L'équilibre, qui s'établit par l'idiosyncrasie, ou l'habitude entre ces différences relatives, constitue l'esprit ou le caractère propre de l'individualité.

Toute sensation, comme nous l'avons déjà dit, produit en nous un sentiment de peine et de plaisir. Tout acte de notre volonté se rapporte au désir, soit de nous rapprocher des objets qui nous font plaisir, soit de nous éloigner de ceux qui nous déplaisent ou nous font mal. Le développement et l'exercice de nos facultés intellectuelles se rapporte au besoin que nous avons de connaître.

Mais les objets dont l'action nous modifie sont de deux sortes ; ils sont ou différens de nous-mêmes, c'est-à-dire extérieurs, causes occasionnelles, momens qui déterminent dans l'ame de chaque individu telle ou telle représentation, ou bien ils sont intérieurs et n'appartiennent qu'à nous-mêmes : de là deux espèces de sensations : l'une externe, l'autre interne, occasionnée par notre activité propre et intérieure : c'est cette modification, en tant qu'elle est agréable ou désagréable, et qu'elle devient un principe de détermination, qu'on désigne sous le nom de *senti-ment*.

Le sentiment, considéré comme fonction, nous offre deux actes liés l'un à l'autre d'une manière inséparable, et qui se produisent mutuellement d'après leur dépendance réciproque. Le premier est la simple excitation de l'organe sensible, le second est la contemplation ou représentation intuitive du premier acte ; car l'affection extérieure ou physique de l'organe des sens n'est point encore, à proprement parler, une sensation. La sensation a simplement lieu quand l'ame prend connaissance de l'impression faite sur les sens. Nous jouissons, à quelques restrictions près, du pouvoir de répéter volontairement, dans beaucoup de circonstances, les mêmes sensations que nous avons eues déjà. Mais la faculté que nous avons de nous les rappeler, de nous les représenter dans l'absence des impressions extérieures qui les ont produites, doit être regardée comme un sensation de mémoire, de réminiscence ; et ce pouvoir, ou cet acte, se trouvent sous la dépendance de cette faculté de l'entendement humain, qu'on a nommée imagination.

Le cerveau, le cervelet et les nerfs, sont les organes consacrés par la nature aux fonctions du système sensitif et intellectuel ; ils appartiennent à l'hémisphère vital, que nous avons nommé psycologique. Les systêmes de l'égestion et de l'assimilation sont du ressort de l'hémisphère physique, mais dans une dépendance relative avec ceux de l'autre hémisphère. Ainsi le système d'assimilation correspond au système sensitif. Le système égestif est plus intimement lié avec le système intellectuel. Les organes de la circulation forment et établissent un moyen intermédiaire de communication entre le système sensitif et celui d'assimilation. Les organes musculaires enchaînent, pour ainsi dire, unissent entre eux le système intellectuel et le système égestif.

Le système assimilatif se divise en trois fonctions importantes : la respiration, la digestion et l'absorption ; fonctions qui s'accomplissent par l'exercice continuel d'une activité vitale particulière, peut-être analogue à celle des sens, du toucher, du goût et de l'odorat.

C'est l'appareil circulatoire avec toutes ses dépendances qui fournit, sans interruption, au système réparateur les élémens ou les matériaux de la nutrition. Le phénomène de la *pulsation*, et qui se trouve être l'expression d'une plus ou moins grande excitabilité, annonce l'influence qu'exerce sans cesse sur cette importante fonction le système sensitif, auquel elle est, comme nous l'avons déjà dit, intimement liée.

La vie d'assimilation s'entretient par le jeu réciproque des organes pulmonaires, de l'estomac et du canal intestinal ; par l'absorption du chyle, qui s'opère au moyen des vaisseaux lactées, et par l'élaboration que lui font subir les glandes conglobées ; enfin par l'action et la réaction continuelles des glandes et des vaisseaux lymphatiques.

Le cœur, cet organe central de l'appareil circulatoire, s'unit d'une part aux organes pulmonaires, et de l'autre au système de la veine-porte. En sorte que le poumon et le foie ont été nommés, par quelques physiologistes, les deux organes polaires de l'appareil circulatoire.

Le système égestif nous présente trois puissances ou fonctions qui suivent une marche analogue à celle que nous avons remarquée dans le système intellectuel. Ce dernier nous offre, d'une part, idées, jugemens, conclusions ; de l'autre, instinct, volonté, passions. Dans le système égestif, nous trouverons secrétions, excrétions, et mouvement musculaire.

Les muscles, pris dans leur ensemble, doivent être regardés comme les principaux agens de l'appareil loco-moteur. Instrumens de la volonté, ils servent comme d'un moyen d'union entre le système égestif et le système sensitif ; tandis que les organes secréteurs et excréteurs unissent et confondent en quelque sorte ce système avec celui d'assimilation.

Le diaphragme est un muscle membraneux dont les fonctions sont de la plus grande importance. Par les contractions et expansions, auxquelles il est alternativement sujet, la capacité des cavités thorachiques et abdominales se trouve tour à tour diminuée et augmentée. Le refoulement qu'il exerce sur les poumons, le cœur, et les différens viscères de l'abdomen, produit un effet très-marqué sur la circulation, la respiration, les secrétions et excrétions. Toutes les conséquences qui en résultent ont été très-bien appréciées par Bordeu, Lacaze, et autres physiologistes.

Dans toutes les fonctions de la vie extérieure et organique il existe une dépendance mutuelle toujours constante, toujours nécessaire, mais plus ou moins directe entre l'action réciproque des solides et des fluides. Aussi est-ce bien à tort qu'on se flatterait d'expliquer exclusivement les phénomènes de l'organisation, par des théories déduites du solidisme ou par les principes des humoristes. Le sang peut bien être, selon l'expression de Bordeu, regardé comme une *chair coulante*; mais c'est néanmoins un fluide, et qui en a toutes les propriétés. Il charie sans cesse tous les élémens, tous les matériaux de la nutrition. D'un autre côté, personne n'ignore que la circulation, dans bien des cas, est elle-même dépendante de cette réaction tonique qui s'exerce sur le sang par l'intermédiaire des vaisseaux artériels et veineux; eux-mêmes agissent sur ce fluide, dont ils modifient à certains égards les propriétés vitales.

En s'arrêtant à l'idée d'un dualisme universel dans la nature, et dont on rencontre des applications si nombreuses dans l'étude de l'économie animale, on a pu partager, pour ainsi dire, la vie individuelle en deux bras. On a pu dire aussi dans le même sens, et avec assez de raison, que la vie relative et sociale se rapporte à deux grandes fonctions : *connaissance* et *reproduction*.

L'animal est sans doute, comme l'homme, appelé à connaître et à se reproduire. Dans cette intention, la nature l'a pourvu de tous les organes qui lui sont nécessaires. Mais ce qui caractérise spécialement, aux yeux des physiologistes, la sociabilité morale de l'homme, c'est le don de la parole. L'homme seul, à l'exclusion de tous les animaux, a été doué en outre par la nature du pouvoir de représenter ses idées par des signes artificiels ou de convention. A l'aide de l'écriture et de l'imprimerie, l'homme seul jouit de l'heureux privilège d'unir, en quelque sorte, le présent au passé et à l'avenir ; et pouvant communiquer à ses semblables les productions de sa pensée, il est toujours le maître d'ajouter à ses propres connaissances celles de tous les siècles qui l'ont précédé, comme de les transmettre aux générations qui lui succéderont.

Les fonctions de connaissance et de reproduction se composent de la réunion et modification des différens actes des systêmes intellectuel et égestif, sensitif et assimilatif. Elles peuvent être regardées comme les fruits de l'individu et les racines de l'espèce. Les fonctions assimilatrices comprennent la digestion, l'absorption, la circulation, la respiration, les secrétions et excrétions, la nutrition. Aux fonctions extérieures se rapportent les sensations, les mouvemens de loco-motion, la voix et la parole qui mettent l'individu à même de communiquer avec ses semblables sans qu'il ait besoin de se déplacer. Les fonctions qui ont rapport à la génération sont la conception, la gestation, l'accouchement, la lactation. Les différentes périodes de l'accroissement sont l'enfance, la puberté, l'adolescence et l'âge viril. L'énergie des forces vitales est alors à son maximum, et s'y soutient pendant un certain nombre d'années, pour décroître et s'affaiblir ensuite par des gradations insensibles qui caractérisent l'âge du dépérissement, la vieillesse et la décrépitude. La mort vient enfin terminer les scènes plus ou moins orageuses de la vie; et le corps livré alors à l'action des élémens, subit une dernière décomposition à laquelle on a donné le nom de putréfaction.

CHAPITRE IV.

Des forces sensitives, dynamiques et plastiques.

La nature de cette puissance, de ce principe qui détermine l'existence et la conservation des êtres organisés, nous est sans doute inconnue ; mais au moins l'existence et les effets de cette puissance, de cette force qu'on ne saurait regarder comme un simple résultat du mouvement, nous sont-ils évidemment démontrés ; et les propriétés qui se manifestent sans cesse à nos yeux, dans tous les phénomènes de l'économie végétale et animale, en sont une dépendance.

Lorsqu'on réduit, dans la plupart des ouvrages de physiologie d'une date très-moderne, les phénomènes de la vie à la sensibilité occulte ou manifeste, à la contractilité sensible ou insensible, on laisse toujours dans l'idée quelque chose d'obscur sur le véritable sens qu'il est permis d'attacher à ces propriétés vitales. L'excitabilité, ou si l'on veut, cette propriété de l'organisme d'éprouver une modification d'excitation quelconque, un excitement, doit être considérée comme un terme générique dont la sensibilité et l'irritabilité sont des espèces.

Chez l'animal, la sensibilité 'est une excitabilité ou sensoriale ou nerveuse ; l'irritabilité une excitabilité musculaire. A la sensibilité, comme l'ont dit Stahl, Darwin, et d'autres animistes, se rapporte la sensation, ou plutôt le sentiment de plaisir ou de peine, d'où naît dans l'ame cette détermination, cette volition qui produit les actes qui manifestent ou le désir ou l'aversion. A l'irritabilité on attribue les mouvemens de tonicité et de loco-motion.

La sensibilité est certainement le premier ressort de la vie ; on la regarde exclusivement comme une propriété animale, et on en fait l'attribut essentiel du systême nerveux ; mais ne va-t-on pas trop loin à cet égard ? N'a-t-on pas répété trop généralement que les végétaux qui sont dépourvus de nerfs n'ont point de sensibilité ? La nutrition et la reproduction sont aussi actives chez eux que chez les animaux. Ces fonctions ne supposent-elles donc pas une sensibilité organique ?

Les nombreuses expériences qu'on a tentées sur des animaux, pour reconnaître celles de leurs parties qui étaient sensibles, paraissent souvent-illusoires. On a prouvé, contre le sentiment de Haller, que la dure-mère, les tendons, les ligamens, et d'autres parties qui ne reçoivent point de nerfs, manifestent dans quelques circonstances une sensibilité même excessive. Les idées de sensibilité, d'irritabilité, ont été quelquefois con-

fondues ; on a interverti leur véritable signification , attribuant à l'une ce qui devait être exclusivement du ressort de l'autre. La sensibilité n'est
réellement que cause occasionnelle d'un sentiment ,
c'est-à-dire d'une sensation perçue. Plusieurs faits
prouvent que l'irritabilité est , à bien des égards ,
dépendante de la sensibilité.

Je pourrais citer ici un grand nombre de faits
qui démontrent qu'une sorte de sensibilité vitale
se manifeste plus ou moins long-tems dans des
membres récemment coupés. Barthez a fait men-
tion de plusieurs observations de ce genre, d'a-
près Fontana , Perrault , Kaau Boerhaave , etc. ,
etc. « M. de Melle dit avoir vu une tête d'homme
» qui venait d'être décollée , et qui pendant sept
» minutes continua d'exécuter des mouvemens
» merveilleux, comme de tourner les yeux, d'ou-
» vrir la bouche, etc. Les expériences galvaniques ,
faites sur la tête des guillotinés , ont eu le même
résultat , et elles ont donné lieu à des discussions
physiologiques très-intéressantes. Je crois qu'on
peut regarder ces mouvemens comme automati-
ques, comme l'effet d'une association , d'une sympathie organique ; et ils ne me paraissent prouver,
en aucune façon, qu'il puisse exister alors, comme
on l'a prétendu, un sentiment de douleur, une véritable conscience de peine, de colère et d'indignation.

Les idées que nous venons de développer, et
dont nous nous étions déjà occupés, servent de

base à la théorie des passions. « Le mot *passion*
» n'exprime pas, dit M. de Sèze (Recherches sur
» la sensibilité. Paris, 1786), comme celui de
» *sensation*, une idée simple ; il s'y mêle un
» retour de la mémoire sur l'effet qui a suivi la
» sensation déjà perçue, et un désir ou une crainte
» de voir renouveler cet effet. Dans chaque pas-
» sion, on doit distinguer le mouvement imprimé
» par un stimulus aux fibres animales, et le sen-
» timent de crainte ou de désir que l'ame y mêle. »

Toutes les passions qui tiennent à nos besoins
physiques sont généralement plus impétueuses,
plus irrésistibles que celles qui se rapportent au
sens intellectuel. Toutes ont cependant un même
effet, c'est d'imprimer aux traits mobiles du visage un caractère qui sert à les faire distinguer.
L'impression première des passions se fait ordinairement sentir à la région épigastrique. Dans toutes
les émotions vives, on éprouve vers cette région
un resserrement spasmodique, mais passager, dans
les passions qui excitent à la joie, tandis que ce
spasme se prolonge et peut devenir une habitude
morbifique chez les personnes en proie au chagrin
et à toutes les affections tristes.

C'est aussi vers la région épigastrique que se
concentrent, dans quelques circonstances, les
forces sensitives, sur-tout chez les femmes hystériques, les hypocondriaques et les cataleptiques.
Pététin, médecin de Lyon, a cité plusieurs faits

curieux de ce genre, et l'on en trouve également qui s'y rapportent dans les ouvrages publiés sur le somnambulisme magnétique. J'ai déjà parlé ailleurs des raisonnemens sur lesquels on s'appuie pour expliquer ces phénomènes.

Les forces vitales ont été désignées, par plusieurs physiologistes, sous la dénomination de forces *sensitives, dynamiques et plastiques*. Par dynamique, nous devons entendre ici cette partie de la science qui traite des forces motrices, ou des puissances qui meuvent le corps dans ses parties ou dans sa totalité. Nous donnons le nom de plastiques à ces forces, en vertu desquelles s'établissent des rapports d'affinités, de combinaisons entre l'organisme et les agens extérieurs. Les expériences dynamiques ont été très-multipliées dans le dernier siècle ; elles ont servi à nous convaincre que l'énergie vitale en rend nécessairement les résultats non d'une application rigoureuse et mécanique, mais simplement approximative. Pour acquérir des connaissances satisfaisantes sur la nature des modifications que subissent les différens agens chimiques dans la formation de nos humeurs et de nos organes, il faut nécessairement les soumettre à une foule d'expériences très-variées et très-délicates.

On se trouve, en outre, obligé de suivre avec une scrupuleuse attention les diverses altérations successives de nos organes, leur décomposition naturelle dans l'état de mort, c'est-à-dire lorsqu'ils ne sont plus soumis à l'influence des forces vitales, et les changemens auxquels les rendent sujets nos différentes affections morbifiques. L'état comparatif des produits obtenus dans chacun de ces états peut seul donner à la chimie animale ce degré désirable de certitude et d'utilité. C'est là, sans doute, une des meilleures méthodes que l'on doive suivre pour obtenir des données positives dans la *chimie animale*, données qu'on puisse faire servir à l'explication d'un grand nombre de phénomènes physiologiques et pathologiques.

Quelque flatteuses que soient les espérances que fait naître l'étude de la chimie animale, on a dû cependant se révolter, et avec raison, contre l'idée de ceux qui, voulant ramener les phénomènes de la vie à des résultats purement chimiques, ont proposé de les réunir sous la dénomination *d'oxygénèses*, *de calorinèses*, *d'hydrogénèses*, *d'azoténèses*, *de phosphorénèses*. Nul doute que l'oxygène, l'hydrogène, le calorique, l'azote et le phosphore, ne soient des élémens essentiels de nos organes ; mais sont-ils les seuls ? N'est-il pas toujours difficile, ou même le plus souvent impossible, d'en constater la prédominance, la diminution ou le défaut ? Les circonstances chimiques, qui compliquent un très-grand nombre de maladies, ne justifient pas pour cela une aussi étrange classification.

On a pu croire, d'après tous les phénomènes

que présentent les inflammations aiguës et chroniques, sur-tout celles des organes pulmonaires, que l'oxygène joue, dans ce cas, un rôle très-important. Dès que ce principe surabonde dans la masse entière du sang, on conçoit qu'il peut en résulter alors une excitabilité plus grande et qui produise une fièvre inflammatoire. La surabondance de calorique, qui se manifeste dans les pyrexies et dans les diverses phlegmasies, permettrait aussi, à quelques égards, de les regarder comme de véritables combustions intérieures. Les fièvres essentiellement putrides ont un caractère de dissolution, de décomposition animale, qui prouvent alors la prédominance de l'azote.

Le phosphore est une des parties constituantes du corps des animaux, et sur-tout des os. La surabondance du phosphate calcaire rend toutes les parties où il domine très-cassantes, très-friables. Dans un âge avancé, elle prive la peau de sa souplesse et de son élasticité ; elle ossifie les membranes, les vaisseaux sanguins, les cartilages, les tendons, etc., etc. Le rachitis et le ramollissement des os sont attribués, avec assez de raison, à un excès d'acide phosphorique qui existe alors dans l'économie animale. Une autre combinaison de cet agent chimique, mais qui n'est point assez bien déterminée, produit probablement le rhumatisme, les maladies qui affectent les tendons et les muscles : elle donne aussi, sans doute, lieu à la goutte,

à la pierre et à la gravelle. Combien d'observations
utiles et intéressantes nous ont déjà été fournies
par l'examen chimique des urines, et qui nous font
espérer d'autres découvertes non moins importantes? Les connaissances que nous avons acquises
sur l'oxidation du sang dans les organes pulmonaires, sont encore dues à la chimie. Le soufre et
le fer, ainsi que plusieurs sels neutres, se retrouvent dans nos organes, dans le sang, dans nos
humeurs, et l'on peut en constater la présence
au moyen des réactifs. Les belles expériences de
Spallanzani ont prouvé l'action dissolvante des sucs
gastriques ; c'est à raison de cette propriété dissolvante dont ils jouissent, ainsi que la salive, que
la médecine Jatraleptique s'en sert comme d'exci-
piens dans lesquels on incorpore les substances
médicamenteuses qu'on applique en frictions.

On a fait en médecine, et l'on ne saurait le
nier, un grand nombre d'applications utiles et heureuses des procédés physiques et chimiques. On
a même, sous ce rapport, vers la fin du dernier
siècle, beaucoup augmenté et multiplié les bienfaits de l'art. Nous sommes redevables à la chimie
de plusieurs préparations nouvelles d'une grande
importance ; la véritable cause de l'asphyxie et de
la submersion a été constatée par des expériences
intéressantes ; on s'est assuré de la nature des gaz
délétères qui se rencontrent dans les fosses d'aisance, dans les caveaux des églises, dans les en-

droits marécageux, et qui peuvent si promptement donner la mort à ceux qui s'y trouvent exposés.

Le docteur Beddoes a publié des faits précieux sur les avantages qui peuvent résulter de l'emploi de quelques gaz dans les maladies du poumon. Les bains et les lavemens hépatisés ont été employés avec succès dans quelques circonstances. Quelques médecins se sont livrés à une suite d'essais et de recherches intéressantes sur l'emploi de l'oxygène dans les affections vénériennes. L'art d'imiter les eaux minérales a été porté à un degré de perfection qui, sans leur rien faire perdre de leurs vertus, en rend l'usage beaucoup moins dispendieux.

Puisque l'influence des agens chimiques sur l'économie animale, et le rôle qu'ils jouent dans la constitution particulière de nos organes, soit dans l'état de santé, soit dans celui de maladie, méritent à tant d'égards l'attention du médecin, la chimie animale formera donc désormais une des branches intéressantes et indispensables des études médicales. Cependant la connaissance des phénomènes physiques et des lois qui les dirigent, sur-tout quand nous en considérons les effets dans le jeu des divers aggrégats organiques, se trouve la première en date. D'une acquisition plus facile pour nous, et toujours indispensable dans la pratique, elle suffit le plus souvent. Elle est généralement d'une application directe et sûre, dans tous les cas où la nature nous permet de connaître la marche qu'elle suit ordinairement.

Plusieurs raisons s'opposent, sans doute, à ce que le médecin puisse toujours se livrer aux détails de la physique et de la chimie. Dans l'étude de ces sciences, le savant s'entoure nécessairement d'un assez grand nombre d'appareils plus ou moins dispendieux ; et ce n'est pas toujours par pure ostentation. Car plus les découvertes se multiplient, plus il faut augmenter et varier les instrumens ; plus il faut, en quelque sorte, inventer de nouveaux moyens pour arracher de force à la nature ses secrets ; au lieu que, dans la pratique médicale, celui qui s'y consacre avec l'envie de bien faire, n'a besoin, après toutes les études préliminaires, que de l'observation et du raisonnement.

Un médecin praticien s'attache moins aux détails des sciences accessoires qu'aux principes généraux et aux conséquences vraiment utiles qu'on peut en tirer. Il lui suffit d'observer sans cesse l'harmonie merveilleuse avec laquelle s'exécutent, dans l'état de santé, les différentes fonctions de la vie ; il lui suffit de suivre, d'apprécier les désordres et les écarts de tout genre dont il est journellement témoin auprès des malades. Cette comparaison raisonnée peut seule lui faire connaître les lois de l'économie animale, l'éclairer dans son diagnostic, et l'aider à diriger convenablement ses moyens curatifs. Mais c'est toujours avec la plus grande réserve qu'il doit admettre au nombre de ses ressources thérapeutiques les différens moyens que lui proposent les sciences physiques et chimiques.

En général soyons aussi rarement que possible dupes des assertions outrées de tous ceux qui, attachant aux sciences accessoires à la médecine une trop grande importance, rendent si dangereux dans la pratique ce qu'on peut appeler *le char-latanisme du savoir.* On était parvenu, par une suite d'expériences chimiques, à dissoudre les calculs hors de la vessie ; partant de cette donnée, on proposa d'injecter dans la vessie même différens réactifs à des doses convenables et avec des précautions indispensables ; mais toutes ces tentatives furent sans succès, et l'on devait bien s'y attendre. Il en serait de même d'un procédé mécanique dont il est parlé dans quelques auteurs. En supposant qu'on pût réussir chez quelques individus par un heureux hasard, on en exposerait infailliblement beaucoup d'autres aux accidens les plus fâcheux.

Quelque utiles que puissent être en médecine les documens empruntés de la physique et de la chimie ; quelque avantageuse que soit leur application, quand on n'en abuse point, ce serait néanmoins se tromper étrangement que de les adopter d'une manière exclusive, dans l'intention d'anéantir la médecine hippocratique ; ce serait s'abuser que de vouloir les faire servir à renverser un édifice basé sur l'expérience successive et non interrompue des médecins, pendant une période de plus de vingt siècles.

CHAPITRE V.

Sympathies, synergies, action et réaction des systémes organiques.

Nous avons déjà eu plusieurs fois occasion de parler de ce dualisme universel, de ces harmonies, de ces contrastes qu'on observe dans les grands phénomènes de la nature. Les mêmes lois se présentent également à nous dans l'étude de l'économie animale. Beaucoup d'organes nous laissent observer dans leurs fonctions des correspondances respectives qu'il n'est pas toujours, à la vérité, possible d'expliquer par les seules communications nerveuses. Ces correspondances respectives sont le plus ordinairement désignées sous le nom de sympathies et de synergies. La sympathie a lieu toutes les fois qu'un organe quelconque manifeste des effets semblables à ceux d'un autre organe. Il existe des sympathies entre des organes qui ne sont liés par aucun rapport sensible. Il en existe entre des organes qui se ressemblent dans leur structure et dans leurs fonctions. Les systêmes vasculaire et nerveux nous en offrent un assez grand nombre d'exemples. A la classe des synergies doivent se rapporter les changemens qui ont lieu à l'époque de la puberté.

Chez l'homme, on voit alors le larynx se développer, et la voix prendre un ton plus grave. Les
organes de la génération augmentent de volume.
La liqueur séminale est alors versée dans les ré-
servoirs qui lui sont destinés. Les systèmes musculaires et pileux manifestent une énergie beaucoup
plus grande qu'auparavant. Chez la femme, les
traits de la figure achèvent de se dessiner, en s'em-
bellissant ; les formes s'arrondissent, le sein se
développe, les règles paraissent : la femme est alors
en état d'accomplir le vœu de la nature ; elle peut
devenir mère.

On est souvent à même, dans l'étude de la
physiologie, d'observer un grand nombre de faits
qui prouvent les sympathies et antipathies, ou,
en d'autres termes, ce *consensus* et cet *antagonisme* d'organes et de fonctions. D'autres fois c'est
un balancement dans toutes les fonctions vitales,
qui tantôt se dirigent du centre à la périphérie,
tantôt de la périphérie au centre. Dans d'autres
cas, c'est un redoublement d'activité pour certaines
fonctions, tandis que les autres languissent et demeu-
rent plus ou moins long-tems dans une espèce d'engourdissement. Des phénomènes du même ordre
se présentent dans les maladies fébriles, et tels sont
les exacerbations et les paroxysmes, dont les intervalles nous servent quelquefois à indiquer le type
des différentes espèces de fièvres.

C'est parce que, dans le système vital, plusieurs

fonctions se trouvent liées les unes aux autres, plusieurs dans une dépendance réciproque, qu'elles
s'affectent sympathiquement, comme le prouve,
dans les fièvres gastriques, la céphalalgie susorbi-
taire, ou qu'elles peuvent se remplacer et se sup-
pléer quelquefois en partie. Nous voyons en effet
le cours des urines augmenter ou diminuer, d'a-
près la température atmosphérique, et selon que
la transpiration est plus ou moins abondante.

Dans le système intellectuel ou psycologique,
le principe de la liaison ou de l'association des idées
nous sert à expliquer un grand nombre de phénomènes curieux et intéressans. Nous observons de
même que, dans toutes les fonctions des systêmes
physiques, il peut exister une associabilité naturelle
ou morbifique, et que même elle a souvent lieu.
Nous voyons en effet que, dans bien des circonstances, les mouvemens d'irritation, de sensation
et de volition, s'enchaînent d'une manière très-
frappante. C'est l'habitude qui associe et lie entre
eux les mouvemens d'un ordre quelconque avec
ceux d'un autre ordre. Ainsi, lorsque l'on fait des
armes, l'action des muscles des membres inférieurs
est liée à celle des muscles des bras. Le même
phénomène s'observe dans les différentes séries d'i-
dées de *suggestion.*

L'associabilité qui subsiste entre certaines fonctions de l'organisme est quelquefois établie, d'après
les lois de la nature, d'une manière si nécessaire,

que l'une ne peut jamais être dérangée sans que la marche de l'autre n'en souffre plus ou moins. Tout le monde sait en effet que les fonctions cérébrales, la circulation et la respiration, sont irrévocablement unies entre elles ; si l'une cesse entièrement, l'animal meurt alors par suite ou d'apoplexie, ou de syncope, ou d'asphyxie.

La plupart des mouvemens musculaires, entretenus par une irritation continuelle, reçoivent souvent une influence marquée, et qui dépend de nos sensations de peine ou de plaisir, ou de notre volonté même. On en reconnaît la preuve dans les palpitations du cœur causées par la peur. La sécrétion plus abondante de la salive n'a-t-elle pas lieu à la vue d'un mets agréable ? La rougeur du visage n'est-elle pas souvent produite par la honte ? L'énergie du système musculaire n'augmente-t-elle pas quelquefois d'une manière même surprenante, lorsque la vie est en danger, ou dans un violent accès de colère ? Les mouvemens musculaires des sphincters de l'anus et de la vessie, originairement produits par irritation, se trouvent, par l'effet de l'habitude, soumis en partie aux impulsions de la volonté.

Il existe plusieurs organes, plusieurs fonctions, dont l'associabilité est susceptible d'une intermission plus ou moins prolongée ; on en a la preuve, pour tous les organes des sens, dans l'état alternatif de veille et de sommeil, et dans l'exercice des fonctions que l'estomac et les intestins sont appelés à remplir.

D'après tout ce que nous venons de dire, on voit que ce qui rend l'étude de la science de l'homme si difficile, c'est que, dans l'exercice des différentes fonctions de la vie, tout se lie, tout s'enchaîne pour se diriger vers un même but. Les mouvemens si variés et si multipliés d'irritation, de sensation et de volition, sont tellement liés et confondus, qu'il devient presque impossible de les considérer toujours isolément dans les différens effets qu'ils produisent. Il est d'ailleurs par fois assez difficile de distinguer le chaînon qui tient au cercle de tel ou tel ordre, et qui agit plus directement sur les cercles des ordres, soit supérieurs, soit inférieurs.

Toutes les fonctions de l'économie animale, quoique nécessaires au maintien de la vie, ne sont pas toutes, sous ce rapport, d'une égale importance. Celles qui dépendent de l'influence réciproque du cœur et du cerveau ne peuvent être entièrement suspendues. La nutrition, fonction réparatrice et qui tient sous sa dépendance les sécrétions et excrétions, ne saurait éprouver d'altérations profondes, sans que l'animal ne fût successivement amené à un état de dépérissement qui finirait par la mort. Il n'en est pas de même de l'usage des sens et des fonctions génératrices : nous pouvons en être privés sans que nos jours soient en danger, mais il faut en général que ces altéra-

tions organiques soient amenées lentement. L'exercice des fonctions intellectuelles dérangé, l'homme
se trouve, à la vérité, réduit à un état fâcheux de
manie, d'imbécillité, d'idiotisme, etc. ; mais il
peut exister ou plutôt languir encore long-tems
dans cette triste position. Nous observons la même
chose dans les hémiplégies et dans les paralysies
partielles.

CHAPITRE VI.

Application de la physiologie à l'hygiène.

LES documens précieux que nous puisons dans l'étude de la science de l'homme, nous font connaître non-seulement les lois qui règlent et dirigent les diverses fonctions de l'organisme, ils nous mettent encore à même d'en faire l'application à d'autres branches de la médecine, et sur-tout à l'hygiène. L'hygiène est l'art de conserver la santé. C'est elle qui nous donne d'utiles préceptes sur le choix et l'usage des choses qui, par leur influence, modifient, changent ou altèrent l'économie animale; telles sont l'air, les eaux, les alimens solides et liquides, le travail et le repos, la veille et le sommeil, les sécrétions et les excrétions, 'les passions de l'ame.

C'est dans le bel ouvrage d'Hippocrate : *De aere locis et aquis ,* cité sans cesse et avec juste raison par tous les médecins, que l'on trouve tant d'excellens préceptes relatifs à l'hygiène. Ces données si précieuses servent encore de nos jours de modèle aux productions les plus estimées dans ce genre. Les connaissances acquises sur les propriétés de l'air, froid, chaud, sec ou humide, sur la constitution chimique de l'atmosphère, sur la nature des eaux claires ou bourbeuses, de rivière, de fontaine ou de source, les substances salines qu'elles peuvent contenir, sont devenues si générales et si familières, qu'il est à peu-près inutile d'y insister ici.

La chimie s'est occupée avec succès des principes nutritifs que nous empruntons des substances, soit végétales, soit animales. On connaît actuellement les meilleurs procédés relatifs à la fermentation panaire, à l'art de faire les vins et autres liqueurs fermentées. Plusieurs ouvrages d'un grand mérite ont été publiés, à diverses époques, sur l'influence qu'exercent les climats, les saisons sur les fonctions de l'économie animale, en modifiant la constitution des hommes du Nord, et celles des peuples qui habitent les régions sans cesse brûlées par les feux du soleil. Combien d'observations intéressantes, de remarques judicieuses ont été faites sur les circonstances qui, en augmentant les forces ou sensitives ou loco-motrices, diminuent dans un rapport proportionnel l'énergie des facultés digestives, *et vice versâ !* Que de faits précieux ont été recueillis à cet égard, et développés avec cet intérêt qu'inspire le bien de l'humanité !

Les règles les plus sûres et les plus utiles de l'hygiène ont été mises à la portée de tout le monde ; ce ne sont donc pas les préceptes qui manquent, mais bien souvent le courage de les mettre en pratique.

Celui qui s'écarte des lois de l'hygiène, et l'expérience nous en fournit chaque jour des exemples, s'expose à une foule de maux contre lesquels l'art devient souvent impuissant. C'est notre inconduite qui nous dispose presque toujours aux altérations organiques les plus graves, et qui, en nous conduisant douloureusement au tombeau, nous fait éprouver, en nous y précipitant, des regrets si amers. L'homme de la nature vieillit sans s'en appercevoir, et s'éteint paisiblement. Celui qui n'a vécu que pour se livrer à ses passions, n'en est que trop souvent la cruelle victime ; il devient infirme presque à la fleur de l'âge, et prolonge rarement sa carrière jusqu'à un terme fort avancé.

L'influence des agens extérieurs nous expose sans doute à de nombreux accidens ; mais la nature n'a-t-elle pas mis par-tout où le mal existe le remède à notre portée ? Si nous ne pouvons pas toujours éviter le mal, il est du moins en notre puissance d'en diminuer considérablement les effets, souvent même de les prévenir ; et sous ce rapport, sur-tout dans les maladies contagieuses, le salut public demande l'attention sévère et vigilante du Gouvernement, comme celle des médecins praticiens dans l'emploi des moyens prophylactiques. En général l'homme sain, l'homme robuste et sobre auront, dans les épidémies, la chance de résister à des influences qui ne deviennent pernicieuses que pour ceux dont la faible et mauvaise constitution, et plus souvent le refus de faire ce qui convient, augmente le nombre des victimes.

La santé, prise dans un sens général, ne peut être considérée que comme un état d'équilibre entre les différentes puissances de la vie, d'où résulte le libre et agréable exercice de toutes les fonctions. Mais cet équilibre *idéal* n'existe pas, et pour nous il ne peut jamais être qu'approximatif. Nul individu ne jouit donc réellement de la santé dans toute sa plénitude; nous sommes ou plus forts ou plus faibles, nous avons plus ou moins d'intelligence; et ces nuances infinies dans la constitution, le tempéramment de chaque individu, établissent d'une manière plus ou moins tranchée les caractères qui le distinguent de tous ceux de son espèce.

Une constitution ou plus forte ou plus faible, de même que les avantages et les défauts qui peuvent en résulter, nous sont souvent transmis par nos parens. Le germe peut nous en être communiqué par l'allaitement. Quelquefois les tempéramens se trouvent influencés par une mauvaise nourriture, une habitation mal saine, le manque d'exercice. Plus souvent une bonne ou mauvaise constitution sera l'effet de l'éducation, qu'il faut regarder comme vicieuse toutes les fois qu'elle s'écarte trop des premières intentions de la nature. Savoir allier convenablement les exercices du corps avec les travaux de l'esprit, ne jamais, a-t-on dit, trop exercer l'esprit sans le corps , ni le corps sans l'esprit , est devenu une maxime générale très-importante , et qu'il ne faut jamais perdre de vue dans l'éducation des enfans.

L'habitude est vulgairement regardée comme une seconde nature ; cette opinion se trouve d'autant mieux fondée qu'on en voit journellement des applications fréquentes, au physique comme au moral; aussi l'importance d'une bonne éducation, et son heureuse influence sur la jeunesse , ont-elles été appréciées par les plus sages législateurs. Leurs principales vues se sont toujours dirigées vers les moyens de faire éclore , dans le cœur des jeunes gens , le germe des vertus sociales ; de grands exemples, de sages préceptes sont mis sans cesse devant les yeux de la jeunesse , dans cette louable intention de la détourner de ces pratiques vicieuses dont la séduction devient d'autant plus funeste qu'elle est presque toujours cachée sous l'attrait du plaisir et de la dissipation.

En s'occupant avec raison des moyens de former l'esprit et le cœur des jeunes gens , il est important de ne pas négliger les exercices convenables pour fortifier le corps. On doit accoutumer par degrés les enfans à souffrir momentanément toutes les intempéries des saisons ; et s'il y a un grand inconvénient à les tenir l'hiver renfermés dans des appartemens trop échauffés , on leur fait certainement aussi beaucoup de mal en les laissant plusieurs heures de suite, pendant cette saison rigoureuse, dans des salles où ils ne peuvent se livrer aux différens jeux de leur âge. L'action qu'exerce sur nos organes un froid même peu intense, si elle est trop long-tems continuée, amène une faiblesse qui, chez des enfans délicats, devient très-souvent la cause de maladies graves.

L'exercice au grand air produit, sur l'économie animale, les effets les plus salutaires ; on peut aisément se convaincre de cette vérité dans les campagnes. On y voit en effet que les enfans nés de parens sains, et qui y sont élevés, pourvu qu'ils aient une nourriture substantielle, sans être même recherchée, deviennent ordinairement des hommes très-robustes.

On a dit avec raison : *Mens sana in corpore sano ;* et c'est, à tous égards, le souhait le plus raisonnable. En effet, de quoi ne se trouverait pas capable un homme qui réunirait, avec un heureux équilibre de toutes les forces physiques, une intelligence vraiment supérieure, et cette énergie de volonté qui fait les grands caractères. L'heureuse réunion des qualités physiques et morales doit donc être en quelque sorte, aux yeux du sage, le complément de ses désirs ; elle retrace, en peu de mots, *l'idéal* de cette perfectibilité que l'homme doit toujours souhaiter d'atteindre, et dont il doit toujours chercher à s'approcher par l'éducation.

Cette perfectibilité qui, de nos jours, a occasionné quelques discussions assez vives, peut être considérée, par rapport à l'espèce, comme toujours ascendante ; dans ce sens elle ne s'applique point aux facultés naturelles de l'individu, mais bien aux phénomènes de tout genre qui, dans l'ordre social, en sont effectivement ou les résultats ou les produits.

Se croyant cependant autorisé à rejetter une opinion de ce genre, on s'est écrié de toutes parts : l'imperfection physique et morale n'est-elle pas, hélas ! le triste apanage de l'humanité ? Oui, sans doute ; mais en général n'abuse-t-on pas de ce principe, en mettant sur le compte de la nature le mal qui n'est le plus souvent que l'ouvrage de l'homme ? Nous devons à notre intempérance la plupart de nos maux ; nous nous rendons nous-mêmes victimes de tous les égaremens de l'esprit et du cœur. Combien de maladies ne pourrions-nous pas prévenir, si nous voulions être sobres ? La raison ne nous fut-elle pas donnée pour mettre un frein aux passions de toute espèce qui nous déchirent ? Ecoutons sa voix ; et plus forts alors de la force même qu'elle nous prête, nous pourrons nous arrêter au bord du précipice où nous entraîne l'impulsion trop souvent irrésistible du vice.

Au milieu de tous les écueils de la vie, tâchons de naviguer avec prudence. Jouissons avec modération de tous les bienfaits de la nature, mais n'en abusons jamais. Ce doit être là, dans le sens physique et médical, l'abrégé de toute la sagesse humaine. Dans l'âge de l'accroissement, augmentons nos forces, non pour en mésuser un jour, mais pour en conserver plus long-tems la jouissance. Sachons maintenir, autant que possible, l'équilibre entre nos diverses fonctions, balancer convenablement, d'après les lois de la nature, l'activité par le repos, les travaux de l'esprit par l'exercice modéré du corps.

Apprenons à lutter sans cesse contre la douleur et l'ennui. Appréciant à leur juste valeur les jouissances précaires de l'ambition et de la vanité, ne désirons jamais au-delà d'une modeste aisance. Persuadons-nous qu'on trouve toujours dans le travail et l'accomplissement de ses devoirs, la plus douce, la plus pure et la plus sûre compensation des peines et des privations auxquelles on n'est que trop souvent exposé. Les trois grands devoirs de l'homme, a dit le célèbre Kant, sont 1.º de se rendre heureux lui-même ; 2.º de contribuer à la félicité de ses semblables ; 3.º d'amener sur la terre le règne, le triomphe et la gloire du souverain bien par essence.

ESSAI

SUR

LA PHILOSOPHIE MÉDICALE.

TROISIÈME PARTIE.

PATHOLOGIE.

PREMIÈRE SECTION.

MALADIES AIGUES.

CHAPITRE PREMIER.

Principes de classification.

En définissant la santé, cet état d'équilibre, de correspondance qui existe entre les diverses fonc‑ tions de la vie, c'était donner l'idée la plus simple de ce qu'elle est, mais dans un sens abstrait. Cette définition, en effet, ne se rapporte nullement aux circonstances particulières qui constatent la prédominance constitutionnelle et relative de tel ou tel système, ni aux modifications qui doivent nécessairement en résulter. La maladie, considérée dans la même acception, ne peut être qu'un état opposé, et qui dérange plus ou moins dans ses effets cette correspondance, cette harmonie d'où dépend la santé.

Tous les phénomènes qui s'observent dans les différentes fonctions de la vie, merveilleux produit de la sensibilité et de l'irritabilité, peuvent se rapporter généralement, comme nous l'avons déjà dit, à des modifications d'attraction ou de répulsion, à des résultats de la force compressive ou expansive.

D'après cet aperçu général, toutes les maladies, envisagées sous un même point de vue, dépendront donc des changemens, des modifications, que produisent dans certaines circonstances les puissances *dynamiques* et *plastiques*. Une réaction pathologique des forces vitales est donc le véritable fondement de toutes les maladies, de toutes leurs modifications, et de tous ces efforts ou crises qu'on remarque dans leurs différentes périodes. D'où il résulte, qu'en considérant les maladies, par rapport aux altérations que peuvent éprouver les forces vitales, nous aurons 1.° des anomalies de sensibilité ou d'irritabilité dans les différens modes d'activité vitale ; 2.º des anomalies de conformation, d'affinité, de productivité ; 3.º des anomalies dans l'exercice des fonctions intellectuelles.

Cette division générale qui parait, à tous égards, la plus simple et la plus naturelle, et qui peut nous aider, au moyen des subdivisions convenables, à classer avantageusement toutes les espèces de maladies, soit aiguës, soit chroniques, se rapproche beaucoup des idées du professeur Chaussier. En effet, ce savant physiologiste est le premier qui ait enseigné dans l'école de Paris ce dogme important : « Que l'altération des forces vitales constitue les » genres, les espèces de maladies, dont toutes » les différences consistent essentiellement dans » les degrés ; que leur excitement, porté à un » certain point, et soutenu pendant quelque » tems, produit les coctions, les crises, les so- » lutions des maladies, et forme les forces mé- » dicatrices de la nature ».

La plupart des nosologies qui ont été publiées jusqu'à ce jour, sont basées sur des principes à peu près semblables, et doivent être regardées comme des subdivisions secondaires de la classifica- tion générale que nous venons d'établir. Toutes ces divisions et subdivisions, réunies et méthodique- ment arrangées, peuvent former une nosologie complète, et qui se rapporte à toutes les altérations que sont susceptibles d'éprouver 1.º le systême sensitif, 2.º le systême égestif et loco-moteur,

3.° le systême nutritif, 4.° le systême intellectuel.

L'énergie de toutes les fonctions vitales pouvant être augmentée, diminuée ou éteinte, nous
devons regarder comme effet, comme produit,
comme dépendance des puissances dynamiques,
tous les phénomènes morbifiques qui se rapportent au *spasme*, à l'*adynamie* ou à la *paralysie*;
tandis que dans toutes les lésions qui dépendent
d'une altération de forces plastiques, nous remarquons trois états bien distinctifs, savoir : *cachexie*,
colliquation et *contagion*.

De ces six modifications pathologiques se composent les divers symptômes que peuvent nous offrir les maladies dans leurs variétés et leurs complications ; l'art du diagnostic consiste donc à y
reconnaître, à y distinguer les effets qui dépendent
plus particulièrement de l'une ou de l'autre de ces
modifications. L'homme de l'art, mûri par l'expérience, peut saisir avec facilité la nuance qui différencie une maladie de toute autre, et la rapporter
sans difficultés à la classe dans laquelle elle vient
se ranger naturellement.

Cette manière d'envisager les principes de la nosologie sera-t-elle regardée comme préférable à
toutes les autres? Sont-ce là les vrais et bons
principes ? ceux à l'aide desquels, en conciliant, à
bien des égards, les opinions qui paraissent les plus
opposées, on soit plus à même de s'entendre, et

l'on puisse enfin lire avec profit les bons auteurs de tous les partis, se plaçant, pour ainsi dire, au point de vue qui convient le mieux à chacun. Un défaut dans la plupart de nos ouvrages de médecine, même très-modernes, c'est d'y blâmer, souvent avec beaucoup trop d'aigreur, les opinions de plusieurs médecins qui ne professent pas la même doctrine. Ils peuvent, sans doute, s'être quelquefois trompés sur des points essentiels, mais leurs productions n'en sont pas moins estimables sous d'autres rapports. Les écrits composés d'après les principes exclusifs du solidisme rendraient-ils donc inutiles ceux dans lesquels se trouvent développés des documens empruntés de la pathologie humorale ? Les meilleurs principes, les faits les mieux prouvés ne sont-ils pas rejettés quelquefois avec une légèreté dont les conséquences-pratiques ne peuvent être que fâcheuses ? Quelques praticiens n'ont-ils pas voulu proscrire la doctrine des crises, comme erronée, comme étant un vestige des idées superstitieuses émises par plusieurs philosophes et médecins de l'antiquité ? Les crises ne sont pas toujours, à la vérité, apparentes, sur-tout dans les fièvres adynamiques ; elles ne sont pas toujours favorables dans plusieurs maladies ; mais avec un œil attentif et exercé, on peut en saisir les nuances, et se mettre à même d'asseoir, à cet égard, un jugement sain.

Quelques praticiens, imbus de l'idée que la surabondance de la bile et les impuretés gastriques sont les seules causes essentielles d'un grand nombre de maladies, ont peut-être placé une trop grande confiance dans l'emploi des émétiques et des purgatifs. D'autres, redoutant la pléthore, ont abusé de la saignée et des calmans. La méthode stimulante, employée inconsidérément dans tous les cas de faiblesse, ne produit que trop souvent les plus fâcheux effets.

L'existence d'accidens, soit spasmodiques, soit adynamiques, isolés, ou compliqués d'une disposition à la pléthore, d'un état de dissolution dans les humeurs, et dont le dernier degré est une véritable colliquation, doit sans doute former des classes, des genres, des espèces et des variétés de maladies; mais on trouve cependant, dans plusieurs ouvrages de médecine, des divisions purement scolastiques, et qu'on a eu raison de bannir tout-à-fait de l'enseignement de la pathologie. On a senti l'inutilité de s'arrêter à des considérations générales sur les maladies de la fibre simple, soit dans l'état de rigidité, soit dans celui de fixité.

On a dû également rejeter, comme principes de classification, toutes considérations qui n'avaient trait qu'au développement d'un acide ou d'un alcali dans les humeurs, et à cet état de viscosité qui ne peut jamais suffisamment caractériser aucune espece de maladies particulières. On a pu aussi se plaindre que, dans beaucoup d'ouvrages de pathologie, on employait d'une manière généralement trop vague la dénomination d'acrimonie, quoiqu'il soit vrai de dire que dans les affections cutanées, soit psoriques, soit dartreuses, soit scrophuleuses, dans le cancer, etc., il existe une matière virulente, dont la nature, à la vérité inconnue, se manifeste néanmoins à nous par des effets bien décidément corrosifs.

Les principes philosophiques que nous avons développés dans la première partie de cet Essai, ne peuvent plus nous être ici d'une utilité aussi directe que dans l'examen des premiers élémens de la science. Ces principes philosophiques doivent être regardés, en quelque sorte, comme les fondations de l'édifice ; quoique cachées et soustraites à nos regards, elles n'en sont pas moins des parties vraiment essentielles.

Quant aux idées fondamentales, empruntées des sciences accessoires, elles paraîtront certainement, à beaucoup d'égards, incomplètes et de peu de valeur pour la pratique, si l'on base uniquement sur les conséquences qu'on est en droit d'en déduire les principes d'une méthode pathologique d'enseignement. Cependant il est de fait que les différentes espèces d'acrimonies qu'on admet dans plusieurs écrits recommandables d'ailleurs, désignent un état réel, un phénomène morbifique, dont les effets constans sont avérés, et dont on rencontre journellement beaucoup d'exemples.

CHAPITRE II.

Méthodes nosologiques.

Dans les différentes branches de l'histoire naturelle, on retirait déjà depuis long-tems un très-grand avantage des classifications méthodiques qu'on y avait adoptées. Sauvages en fut frappé ; il conçut l'heureuse idée d'appliquer la même méthode à la nosologie, et de ranger les maladies en classes, genres et espèces. Cette première tentative, quoique faite d'après un plan qui est sujet à plusieurs objections, quoiqu'inexacte et incorrecte dans les détails de l'exécution, n'en fut cependant pas moins très-utile et très-avantageuse pour l'art de guérir. Des médecins distingués suivirent la même marche, et donnèrent des nomenclatures nosologiques différentes, sous plusieurs rapports, de celles de Sauvages. Le célèbre Cullen modifia et perfectionna les méthodes de ses prédécesseurs. Selle publia sa pyrétologie ; et tous les bons médecins furent alors bien convaincus de l'avantage qui doit résulter, dans la pratique, d'avoir une bonne nosologie.

Le professeur Pinel, pénétré de cette importante vérité, s'en occupa sans relâche pendant plusieurs années. Nous devons à son expérience, à ses savantes recherches, et à sa sagacité, la nosographie médicale la plus complète et la plus soignée qui ait paru. Au niveau de toutes les connaissances actuelles, cet ouvrage est infiniment précieux et utile dans la pratique. Celui qui ne sait pas encore doit le lire et le relire sans cesse pour y apprendre l'art de bien observer, c'est-à-dire d'observer avec ordre, l'art de caractériser les maladies, de les distinguer les unes des autres, et de se familiariser avec les méthodes de traitement les mieux accréditées. Celui qui sait déjà doit les consulter souvent pour y apprendre encore, pour y puiser de nouvelles lumières, en comparant les observations qui lui sont personnelles avec celles dont l'auteur a enrichi son ouvrage. MM. Richerand, Sabatier, Pelletan, Boyer, Léveillé, etc. , ont rendu à la chirurgie, cette branche indispensable de l'art de guérir, un service non moins important : leurs savans écrits sont entre les mains de tous les praticiens.

En comparant les différentes nosologies médicales connues, et qui sont les plus estimées, on s'apperçoit bientôt que l'ordre de rédaction varie selon les principes ou selon les idées systématiques de chaque auteur ; mais on y reconnaîtra facilement tous les élémens qui se rapportent à la classification dont nous nous occupions tout à l'heure, et qui se trouve basée sur les altérations primitives et essentielles des systêmes *sensitif, égestif, nutritif* et *intellectuel.*

Il faut avouer que plus on étudie les lois de l'économie animale dans les phénomènes physiologiques et pathologiques de la vie, plus on reconnaît combien il est difficile de séparer, d'une manière précise et tranchée, les faits qui appartiennent à l'un ou à l'autre de ces systêmes.

Je ne puis quitter cet objet sans parler d'une nouvelle méthode de classification proposée par M. Bérard, et à laquelle il a cru devoir donner le nom de *naturisme* (1). L'auteur ne la fonde pas sur le siège des maladies, avec Lieutaud et Pinel; ni sur les causes, avec Celse et tous les Galénistes; ni sur les symptômes, avec de Sauvages ; mais sur le traitement : et, pour donner plus de fixité à la base de sa nouvelle nomenclature, il s'en tient au traitement naturel, c'est-à-dire à celui qui est fait à l'imitation de la nature, et qui tend à favoriser les crises.

« Si nous embrassons d'un coup-d'œil, dit M.
» Bérard, les nombreuses crises qui s'offrent dans
» la pratique, nous verrons que, toutes variées
» qu'elles paraissent, elles ne tendent qu'à remplir
» trois indications : augmenter les forces quand

____

(1) V. Journal génér. de Médecine, l. 41, p. 301.

(177)

» elles sont affaiblies ; les diminuer quand elles sont
» excessives ; évacuer ou altérer une matière mor-
» bifique ; voilà quels sont et quels peuvent être
» les effets des crises. Notre division nosologique
» remplit l'idée qu'Hippocrate se faisait de la mé-
» decine, quand il disait qu'elle ne consistait qu'à
» retrancher, augmenter et évacuer; on peut dire,
» il me semble, qu'elle est la nosologie des indi-
» cations, puisqu'elle montre à la fois le mal et
» le remède. » Suivons l'auteur dans les détails
intéressans de sa méthode.

« Dans la première classe, je range, ajoute-t-il,
» toutes les maladies que la nature guérit par l'é-
» puisement des forces : les hémorrhagies, les
» suppurations, les résolutions, les sueurs, les
» spasmes, qui amènent le relâchement, etc.,
» remplissent cette indication. Là viennent se ran-
» ger d'elles-mêmes la fièvre inflammatoire, les
» inflammations aiguës, les hémorrhagies actives,
» les anévrismes actifs, pour les maladies du sys-
» tême sanguin, toutes les névroses toniques ou
» actives, pour celles du système nerveux.

» Dans la seconde classe, je range les maladies
» dans lesquelles il y a faiblesse, et que la nature
» ne guérit qu'en fortifiant. Les inflammations
» chroniques, sur-tout les muqueuses, les ménor-
» rhées, les anévrismes passifs, composent le pre-
» mier ordre; et toutes les maladies nerveuses ato-
» niques, le second.

» Dans la troisième classe doivent être comprises
» toutes les maladies qui consistent dans une ma-
» tière qu'il faut évacuer. Le premier genre est
» composé des maladies saburales, bilieuses, pitui-
» teuses, vermineuses. Le second, des maladies
» dans lesquelles un virus est porté à la peau : telles
» sont la gale, les dartres, la petite vérole, la
» rougeole, la peste, etc. Dans le troisième genre
» sont les maladies lymphatiques : la syphilis, les
» scrofules, le rachitis. Dans le quatrième, les
» obstructions, dont la graisse peut être regardée
» comme la cause matérielle. Dans le cinquième,
» les maladies dépendantes d'un principe terreux,
» telles que le calcul et la goutte. Enfin, dans le
» sixième, les maladies dans lesquelles il y a un
» poison qu'on n'évacue pas, mais qu'on détruit
» ou qu'on *altère*. La fièvre putride et le scorbut
» appartiennent à ce genre.

» La quatrième classe renfermerait les maladies
» chirurgicales, et qui sont spécialement dues à
» des lésions physiques.

» De ces maladies simples, telles que nous ve-
» nons de les présenter, se forment les maladies
» composées : en effet, nos trois grandes divisions
» peuvent être considérées comme constituant, par
» leur réunion et leur complication diverses, toutes
» les maladies possibles. »

Les maladies du système nerveux se compliquent
souvent avec celles du système sanguin, et il en

est de même pour les autres classes. Les maladies du système gastrique sont celles qui sont le plus susceptibles de complication. Aussi voit-on les maladies saburrales, bilieuses, pituiteuses, vermineuses, se combiner avec toutes les phlegmasies, et présenter des accidens nerveux ; il n'est pas même rare de rencontrer des hémorrhagies bilieuses.

C'est d'après les principes que nous venons d'exposer que M. Bérard établit sa classification thérapeutique. Il reconnaît trois grandes classes de médicamens, savoir : les *calmans*, les *toniques* et les *évacuans*.

Tout le monde convient qu'une nosologie fondée sur des principes chimiques est réellement inadmissible en médecine. La seule classification méthodique qui soit à notre portée, et qui puisse dèslors nous être constamment utile, se fonde sur des propriétés physiques toujours accessibles à nos sens ; propriétés à la vérité du second ordre, mais auxquelles il nous est par cela même possible et facile d'atteindre.

Lorsque nous parlons du sang, de la bile, de la pituite, nous pouvons avoir sur ces humeurs des connaissances chimiques plus exactes que celles des anciens ; mais, sous le rapport médical, nous sommes réduits à admirer la précision et l'exactitude avec lesquelles ils nous ont tracé les ravages que la surabondance, le défaut proportionnel, ou

les altérations sensibles de ces humeurs occasionnent dans beaucoup de maladies. La médecine hippocratique mérite donc encore toute notre admiration, toute notre confiance ; elle peut donc encore nous servir de modèle dans le traitement
des maladies aiguës où la nature nous laisse mieux
entrevoir l'ordre et la succession des mouvemens
vitaux , où elle nous laisse mieux apprécier l'étendue et l'énergie de ses ressources.

Toutes les propriétés dépendantes de la sensibilité et de l'irritabilité sont regardées, avec juste
raison, comme les véritables élémens de l'activité vitale. Aussi Brown , sans s'éloigner autant
qu'on le croirait des idées d'Hoffmann et de Cullen,
n'a basé sa théorie médicale que sur l'état sthénique ou asthénique des forces qui sont le résultat
de cette activité vitale ; mais tout le monde sait à
combien d'objections cette théorie se trouve sujette dans la pratique ; elle est réellement inexacte,
parce qu'elle semble exclure , comme cause de
maladies, toutes les anomalies qui dépendent essentiellement de la force reproductrice et du mode
relatif d'affinité entre les parties constituantes de
nos organes; elle est vicieuse, parce qu'elle rejette , comme primitives, toutes les altérations qui
ont lieu dans les humeurs, et qui forment la classe
nombreuse de cachexies.

Il est impossible , comme nous avons déjà eu
occasion de le remarquer , d'adopter en médecine

une méthode exclusive. On ne peut jamais isoler l'action des solides de celle des fluides, et *vice versâ*. Aussi, dans l'examen d'une affection morbifique quelconque, se trouve-t-on obligé de considérer quels sont les symptômes nerveux et cachectiques qui s'y développent.

CHAPITRE III.

Pyrexies.

Dans les pyrexies ou maladies fébriles, sur lesquelles on a déjà tant écrit, et qui se présentent
si souvent dans la pratique, il n'est pas toujours
aussi facile qu'on le croirait de distinguer les symptômes qui nous aident à les rapporter, très-pré-
cisément, à tel ou tel ordre de classification. On
peut, lorsqu'on n'y donne pas une attention suffisante, se méprendre sur le caractère spécifique
qui, en les différenciant, sert à nous indiquer,
avec avantage, le mode de traitement qui convient
à chacune.

Il y a nécessairement des fièvres de divers ordres,
selon que les phénomènes qui s'y manifestent dépendent des formes *dynamiques* ou *plastiques* : le
plus souvent d'une combinaison des deux.

Parmi les fièvres du premier ordre, c'est-à-dire
les fièvres dynamiques, on peut ranger les fièvres
d'irritation, les fièvres inflammatoires, les fièvres
catarrhales, rhumatismales, et la synoque non putride ; les fièvres du deuxième ordre, c'est-à-dire

les fièvres plastiques, sont les fièvres qu'on pourrait appeler cachectiques, et parmi lesquelles on doit ranger la fièvre putride, les fièvres exanthématiques et contagieuses. Les fièvres hectiques, et sur-tout les fièvres lentes nerveuses, appartiennent également à cet ordre.

Plusieurs médecins donnent souvent, dans bien des cas, des noms tout-à-fait différens aux mêmes maladies ; cette diversité d'opinions, quand il n'y a aucun motif d'amour-propre ou d'entêtement qui puisse y donner lieu, n'est assez ordinairement qu'apparente ; et elle ne s'éloigne guère essentiellement du même but, pourvu qu'on puisse s'accorder de part et d'autre sur la stricte signification des mots.

En effet, presque toutes les discussions scientifiques viennent le plus souvent de ce que l'on ne s'entend pas ; il devient même par fois absolument impossible de se faire comprendre, et cela parce que les mêmes termes ne sont pas toujours pris dans la même acception par les différens partis. On peut très-bien raisonner de part et d'autre, mais, en suivant des routes divergentes, il n'est plus possible de se rencontrer ; rien ne s'éclaircit, et chacun reste dès-lors dans son sentiment.

Tout le monde connaît l'anecdote du célèbre Zimmermann qui, dans une conversation avec Frédéric II, roi de Prusse, se trouva très-embarrassé de définir la fièvre. Cela doit nous faire croire

que si l'on demandait séparément à plusieurs médecins la définition de la fièvre, chacun en don-
nerait probablement une tout-à-fait différente. Au-
rait-on le droit d'en conclure que les médecins ne
sont pas d'accord sur ce qu'ils doivent entendre
pas fièvre ? Cette difficulté de la définir vient de ce
que le terme de fièvre est, comme ceux de grandeur, de rondeur, etc., un terme abstrait, un
substantif métaphysique qui ne désigne pas un être
existant par lui-même, mais seulement une propriété, une modification, une réunion d'attributs
qui appartiennent à plusieurs.

L'état de mal-être et l'altération du pouls sont
des symptômes communs à toutes les fièvres, mais
ces symptômes n'en désignent strictement aucune
en particulier. Nous ne pouvons donc avoir une
idée claire et distincte du mot fièvre, qu'en y joi-
gnant un terme qui en spécifie le caractère. Nous
disons alors fièvre éphémère, fièvre continue inflammatoire, fièvre gastrique, fièvre intermittente,
etc., et tout le monde peut aisément s'entendre.

Ce que nous observons ici, par rapport au terme
de la fièvre pris en général, s'applique très-bien
par exemple à la fièvre *puerpérale*, dénomination qui, en désignant une fièvre qui attaque
ordinairement les femmes en couche, n'en spécifie nullement le caractère, n'indique même nullement l'organe affecté. Que d'idées fausses ont été
cependant émises à cet égard, faute de s'entendre,

faute d'avoir reconnu que cette fièvre participe plus ou moins des maladies régnantes, et se trouve toujours modifiée par les circonstances relatives à la personne qui en est attaquée ! La fièvre puerpérale, comme toute autre, épidémique ou sporadique, peut donc être inflammatoire, bilieuse, pituiteuse, gastrique, etc., simple ou compliquée, et dès-lors exiger un traitement bien différent, selon les tempéramens, les saisons et les localités.

On ne saurait nier que, dans toutes les parties de la médecine, la précision dans les termes ne soit indispensable ; mais dans la nosologie sur-tout, une définition exacte de chaque maladie est, sans contredit, de la dernière importance. Elle prévient la confusion, et nous donne, en quelque sorte, la clef des diverses nomenclatures.

En effet, si toutes les nosologies ont certainement des défauts, mêmes essentiels, et que l'on soit malheureusement réduit à regarder comme la meilleure celle qui en a le moins, une nosologie, quelque incomplète, quelque inexacte qu'elle puisse être, offrira toujours cependant, sous le rapport de classification-pratique, de plus grands avantages que de simples descriptions de maladies, sans aucune espèce de dénomination.

Hippocrate, à la vérité, n'a donné aucun nom aux maladies qui se trouvent décrites dans ses épidémies ; mais c'est un exemple qu'on ne doit plus suivre, et qu'on aurait tort d'imiter aujourd'hui. Aux dénominations nosologiques, le plus généralement adoptées, il est toujours avantageux de joindre, sur-tout dans l'histoire d'une constitution épidémique, la description des symptômes qu'on observe ; mais les descriptions de maladies, sans aucune dénomination quelconque, rendent la lecture d'ouvrages – pratiques, rédigés sur ce plan, extrêmement fatiguante et peu profitable. Que penserait-on aujourd'hui d'un auteur qui substituerait aux noms spécifiques des plantes, si ingénieusement introduits en botanique par Linné, les longues phrases descriptives de Tournefort ?

Quels que soient les talens que l'on suppose à celui qui s'est consacré à l'art de guérir ; quelque connaissances préliminaires qu'il possède, il doit toujours, en quelque sorte, se défier de ses propres lumières, et s'attacher sur-tout à bien caractériser les maladies. Le tact médical en dépend essentiellement, et il ne peut en effet s'acquérir que par une très-grande expérience, et sur-tout en fréquentant long-tems les hôpitaux, non pour y oublier les principes d'une bonne et sage théorie, mais pour en rectifier les imperfections, pour en modifier les prétentions, si elles étaient outrées ; en un mot, pour en faire une application raisonnée et véritablement utile. A l'enseignement de l'école, à la lecture des meilleurs ouvrages, le jeune praticien doit toujours joindre plusieurs cours de clinique ; « car au lit de

» douleur, nous dit Vicq-d'Azyr, les symptômes
» ne se montrent plus comme dans les livres ; leur
» marche est souvent tumultueuse, et cachée par
» mille accidens divers. »

Il y a heureusement beaucoup de maladies qu'il
est facile de reconnaître et de caractériser sur-le-
champ : mais dans d'autres circonstances, on n'observe qu'un mal-être général, avec frisson et chaleur. L'altération du pouls ne sera pas toujours
très-prononcée, il y aura rougeur ou pâleur du
visage, la langue sera plus ou moins chargée, quelquefois elle ne le sera nullement ; le malade se
plaindra de dégoût, de lassitude dans tous les
membres, etc. Ces symptômes, sur-tout les premiers jours, et s'il ne règne, pour le moment,
aucune maladie épidémique, indiqueront simplement un état fébrile, mais ils ne suffiront point
encore pour établir un diagnostic sûr. On doit alors
suivre les principes d'une médecine sagement expectante. C'est en se pressant trop, dans ce cas,
qu'on fait souvent beaucoup de mal. On se con-
tentera donc, après s'être fait rendre compte de
tout ce qui a précédé, de prescrire un régime
convenable, une diète plus ou moins sévère, le
repos et quelque délayans ; il faudra laisser à la
nature tous les moyens d'agir ; ne rien brusquer,
mais veiller avec la plus grande attention à tout ce
qui se passe pour s'assurer de la diminution ou de
l'augmentation des symptômes, pour constater en-

14

fin, comme le disent les Browniens, l'état sthénique ou asthénique des forces vitales.

Si, 1.º la fièvre existe avec une réaction modé-
rée, sans aucun caractère déterminé, sans aucune
complication appréciable, on peut la désigner
alors sous le nom de fièvre éphémère, bénigne,
etc. ; 2.º la fièvre existe-t-elle avec une réaction
très-vive, une augmentation considérable d'activité
dans le système artériel, une cohésion manifeste
des parties solides et fluides ; c'est alors, aux yeux
d'un praticien exercé, une fièvre inflammatoire,
sthénique, angioténique, une synoque ; 3.º quand
la fièvre présente des symptômes qui annoncent
une réaction très-faible, un défaut d'énergie vitale,
une cohésion moindre dans les parties solides et
fluides, elle est désignée sous le nom de fièvre
adynamique, putride, asthénique ; 4.º si le praticien observe le plus grand désordre dans la réaction des forces vitales, une disproportion dans
l'équilibre de ces mêmes forces, et qui annonce la
faiblesse excessive du système nerveux, il donne
alors à cette fièvre le nom de fièvre ataxique,
fièvre nerveuse aiguë.

Remarquons ici, comme l'observe très-bien M.
Hufeland, et comme l'avait indiqué, il y a long-tems,
le célèbre Barthez, que la faiblesse nerveuse peut
exister avec une excitabilité ou moindre ou plus
considérable. Cette distinction pratique très-importante jette le plus grand jour sur le mode es-

sentiel des différens accidens nerveux qui compliquent si souvent les fièvres et quelques maladies
chroniques. Elle nous laisse apercevoir combien la
méthode thérapeutique, qui convient dans l'un ou
l'autre de ces cas, doit être différente. Nous
ne nous y arrêterons pas plus long-tems, parce
que nous aurons dans la suite occasion de revenir
sur cet objet.

Toutes ces généralités sur les fièvres sont indispensables ; elles sont utiles pour prévenir la confusion : car, sans une méthode analytique, il serait
impossible, au milieu des symptômes variés dont se
compliquent les maladies, de distinguer ceux qui
sont réellement essentiels, et qui peuvent dès-lors
diriger et régler convenablement les moyens thérapeutiques dont le médecin doit faire usage.

Mais pour éviter des erreurs importantes dans
la dénomination des fièvres, nous devons faire
remarquer qu'une fièvre simple est un être tout-
à-fait chimérique, une abstraction, une distinction purement nominale, et dont on ne fait usage
que pour s'épargner des circonlocutions. La pratique
et la théorie le prouveront aisément à ceux qui
n'admettent cette opinion qu'en exagérant les ressources des méthodes analytiques appliquées à la
nosologie ; tandis que d'autres se persuadent mal-
à-propos qu'on peut toujours passer facilement en
médecine du simple au composé, et déduire syn-
thétiquement d'un principe *à priori* tous les résul-

tats morbifiques que nous présentent les maladies dans leurs différentes complications. Qu'on y réfléchisse attentivement, et l'on pourra se convaincre que du moment qu'il existe, dans quelques parties du système animal, un ou plusieurs points d'irritation, il s'ensuit bientôt un dérangement plus ou moins considérable dans les diverses séries de mouvemens vitaux qui en dépendent, d'où il résulte qu'une fièvre quelconque doit être toujours plus ou moins compliquée, selon le nombre de ces séries pathologiquement affectées. Il s'est élevé, parmi les praticiens, quelques contestations, relativement à la division des fièvres en *continentes rémittentes* et *intermittentes* (Vid. Selle Pyretol.); elles méritent que nous nous y arrêtions un instant pour éclaircir, s'il est possible, cette difficulté. Tout le monde sait et convient, d'après l'observation, que les mouvemens vitaux, dans l'économie animale, sont en général alternatifs ; mais il y a des cas où, sans éprouver aucune intermission, ces mouvemens sont cependant sujets à développer une énergie tantôt plus forte, tantôt plus faible.

Aucune fièvre continue, qui ne présente dans le cours de sa durée des redoublemens plus ou moins violens, qui n'offre même chaque jour une ou plusieurs exacerbations, souvent très-prononcées ; ce qui prouve que la dénomination de fièvre continente, sous le rapport pratique, peut être regardée comme impropre et inexacte.

Il est sans doute indispensable de s'assurer jusqu'à quel point les auteurs les plus distingués s'accordent sur la valeur des termes adoptés dans la dénomination et classification des fièvres. C'est un travail préliminaire toujours utile, et qu'il ne faut jamais négliger. Mais il ne devient pas moins intéressant d'examiner avec soin l'exactitude et la justesse des idées qu'on s'est formées sur les causes des différentes espèces de fièvres, sur les effets ou les produits qui en sont le résultat. La théorie pouvant devenir quelquefois le flambeau d'une saine pratique, il n'en faut pas toujours dédaigner les recherches.

Si l'on observe qu'une irritation locale, même vive, ne produise pas toujours la fièvre, il y a des cas où un simple phlegmon peut être accompagné d'une fièvre quelquefois assez forte. Que le phlegmon soit produit par une lésion mécanique, par une métastase, par une altération spécifique dans tel ou tel tissu, il nous donne néanmoins une idée assez claire de ce qui se passe dans le travail de la fièvre. La série des mouvemens qui se manifestent alors, justifie au moins, à bien des égards, l'opinion de ceux qui considèrent la fièvre comme un effort salutaire de la nature, quoiqu'il ne soit pas dans tous les cas suivi de succès.

CHAPITRE IV.

Théorie de la fièvre, proposée par Darwin.

Ubi dolor, ibi fluxus, a-t-on répété souvent dans les écoles, d'après l'observation constante qui nous prouve que par-tout où il y a un point d'irritation, c'est vers ce point que se dirigent tous les efforts ; c'est là que s'accumule, en quelque sorte, une plus grande somme de forces pour vaincre l'obstacle. La résolution termine souvent ce travail ; mais s'il y a quelques corps étrangers, alors la suppuration s'établit, et entraîne avec elle la cause qui faisait tout le mal. Les fièvres exanthématiques viennent à l'appui de ce que nous avançons ici.

Mais quelle peut être la cause des exacerbations dans les fièvres continues, et celle du retour des paroxysmes dans les fièvres intermittentes ? Personne peut-être n'a jusqu'à présent mieux développé la théorie de ces phénomènes que le docteur Darwin. La fièvre, considérée en général comme affection morbifique, suppose, nous dit ce médecin distingué, un dérangement d'équilibre dans la correspondance des forces vitales. La fièvre est donc pour nous le phénomène sensible, l'effet physique d'une cause qui agit avec ou sans interruption, mais plus ou moins long-tems, d'une manière plus ou moins énergique sur le cœur et les artères. L'état fébrile, par les exacerbations et les paroxysmes qu'il manifeste, nous permet de croire qu'une partie quelconque du système vital est, pour le moment, lésée dans l'exercice de ses fonctions. Alors elle n'obéit plus de la manière accoutumée aux influences réciproques et sympathiques dont dépend la santé ; elle se trouve frappée, pour ainsi dire, de torpeur, d'engourdissement.

Ce dérangement d'équilibre, si l'on veut cette discordance dans les rapports harmoniques des fonctions d'une partie quelconque, peut avoir lieu de deux manières : 1.° par un défaut d'irritation occasionnée par la soustraction des excitans naturels ; 2.° par l'épuisement qui doit résulter de l'abus des stimulans énergiques. Dans le premier cas, d'après les idées et selon les expressions du docteur Darwin, il y a accumulation de *puissance senso-riale ;* selon d'autres, d'activité vitale, d'incitabilité, d'électricité animale, de fluide nerveux. Dans le second cas, c'est un épuisement plus ou moins considérable des forces vitales, quelquefois momentané, mais qui souvent pourra durer plus ou moins long-tems.

Lorsque l'engourdissement d'une partie quelconque a lieu, qu'arrive-t-il ? le chaînon voisin de la série des mouvemens d'association tombe dans

un état semblable, à raison d'un défaut d'excitement ; et ainsi, de proche en proche, jusqu'à
ce qu'un engourdissement général affecte le système.
C'est là ce qui constitue l'état de froid dans un
paroxysme de fièvre intermittente.

Cet engourdissement général dure jusqu'à ce que
l'accumulation de la puissance sensoriale qui s'est
faite, puisse contre-balancer le défaut d'excitement
d'association. Alors la partie engourdie reprend
son activité vitale, et la période de chaleur succède. Si c'est par la soustraction des stimulans
naturels que l'énergie d'une partie quelconque ait
été diminuée, l'activité de cette partie se trouve
augmentée dans la période de chaleur ; le pouls
est alors plein et fort. Mais si l'épuisement dépend
d'un affaiblissement général de tous les systêmes,
cette partie demeure dans un état torpide pendant
la période de chaleur : le pouls est dans cette circonstance petit et faible.

Lorsque l'estomac se trouve affecté, vous obser-
vez alors une fièvre qui s'accompagne ordinairement de faiblesse du pouls ; l'énergie du systême artériel se trouvant par-là diminuée à raison
du défaut d'excitement de la puissance sensoriale
d'association. Les fièvres putrides ou adynamiques,
qui sont le plus souvent d'origine gastrique, nous
offrent, dans bien des cas, ce caractère de faiblesse dans le pouls, mais quelquefois avec une
chaleur et une sécheresse considérable de la peau.

Le cœur et les artères, ainsi que toutes les parties qui dans l'état de santé sont continuelle-ment en activité, accumulent très-promptement et même en grande quantité la *puissance sensoriale* dès que leurs mouvemens éprouvent des obstacles. On conçoit donc aisément que si, dans une fièvre intermittente l'estomac souffre, la puissance sensoriale du système artériel se trouve alors accumulée à raison de l'enchaînement qui existe sans cesse entre les mouvemens ou fonctions de l'estomac et ceux du système artériel. Cette augmentation pourrait même devenir excessive si le système capillaire, qui forme dans la série des mouvemens d'assimilation le chaînon voisin du système artériel, ne se trouvait affecté d'une grande énergie. On observe en effet que dans cette circonstance l'activité des capillaires est beaucoup plus considérable que dans l'état naturel, et qu'à la période de chaleur il succède ordinairement une sueur très-abondante.

Toute fièvre continue, avec débilité artérielle, annonce une langueur, un épuisement dans les sources mêmes de la vie. L'activité des capillaires se trouve aussi, dans cette circonstance, considérablement diminuée. La chaleur du corps est alors rarement au-dessus de l'état naturel, souvent même elle se tient au-dessous pendant tout le cours de la maladie.

Dans la plupart des fièvres, soit continues, soit intermittentes, le foie, la rate, le pancréas, etc., dont les fonctions dépendent en grande partie de celles de l'estomac, peuvent être frappées de cette torpeur qui affecte ce viscère. Le système artériel, comme nous venons de le dire tout à l'heure, partage alors cette même affection ; tout languit au dehors, les forces vitales se concentrent, pour ainsi dire, à l'intérieur, et il s'établit un accès de foid, auquel succède bientôt celui de chaleur. La pratique nous en offre sans cesse des exemples, et la régularité qu'on observe dans la reproduction périodique de ces mouvemens est bien certainement un effet, non du hasard, mais de la force médicatrice de la nature.

L'augmentation d'activité qu'on observe alors dans les différens organes paraît avoir pour but de rétablir l'équilibre en réveillant une partie quelconque, frappée d'engourdissement, de l'état dans lequel elle se trouvait plongée ; cet engourdissement pouvant être produit par la soustraction des excitans naturels (et par conséquent l'accumulation de la puissance sensoriale), ou bien par l'action d'un stimulus énergique, et suivi plus ou moins promptement d'un épuisement du principe vital, souvent même assez considérable pour diminuer l'activité de cette partie.

Si, par l'effet des mouvemens fébriles, cette partie est rendue à ses fonctions accoutumées ; si elle peut les exercer de nouveau comme à l'ordinaire, et avec la même énergie, alors la fièvre est guérie. Mais si cette augmentation d'activité n'a pu tirer le foie, la rate, le pancréas, etc., de l'état torpide dans lequel ils se trouvent, cette torpeur même, soit à raison du degré auquel elle est portée, soit par la réunion d'autres circonstances, ramène de nouveau, au bout d'un certain tems, l'engourdissement de l'estomac, en conséquence d'un défaut d'excitement dans les organes dont les fonctions sympathisent et s'enchaînent avec celles de ce viscère. Telle est la cause des principaux phénomènes des fièvres intermittentes et de leur périodicité.

Dans le cas où la réaction vitale est portée à un trop haut degré, il en peut alors résulter des fièvres inflammatoires, des phlegmasies plus ou moins compliquées. Enfin, si cette augmentation d'activité, à raison de sa violence, produit un degré trop disproportionné d'épuisement des forces vitales dans quelques parties essentielles à la vie, ou même si ces forces s'y trouvent tout-à-fait anéanties, on verra paraître, dans le premier cas, différentes espèces de fièvres avec faiblesse artérielle ; et dans le dernier, la mort aura lieu.

Dès que l'action d'un stimulus quelconque produit, sur un organe, un excitement qui dépasse les limites ordinaires de l'activité vitale, il en résulte une sensation morbifique que nous nommons *douleur*. Cette sensation douloureuse, plus ou moins vive, plus ou moins prolongée ; cette lésion, plus ou moins profonde, d'un ou de plusieurs organes, altère, suspend ou pervertit l'ordre des fonctions correspondantes. La portion du système artériel qui avoisine cette partie, partage, pour ainsi dire, ce désordre local, et réagit alors avec plus ou moins de vigueur, contre cette cause ou l'effet qu'elle a produit, comme le prouve la fréquence ou la force des contractions artérielles.

C'est l'importance des fonctions de l'organe affecté qui, d'après les lois de l'associabilité vitale, comme nous le disions tout-à-l'heure avec le docteur Darwin, peut rendre général le désordre du système artériel. Ce désordre est pour nous un des symptômes essentiels et caractéristiques de la fièvre que nous nommons sthénique, inflammatoire, angio-ténique, synoque, etc., et dans laquelle nous observons toujours un pouls plein, fort, dur, vif et fréquent.

La fièvre nous présente, au contraire, les caractères de l'adynamie, de l'asthénie, si le pouls y est petit, faible, peu développé, quoique vif et fréquent. Ce caractère du pouls, dans l'adynamie, est singulièrement remarquable, et toujours le symptôme d'une très-grande faiblesse. Il dépend de ce que le cœur est déjà trop affaibli pour se débarrasser, à chaque contraction, de toute la quantité de sang que contiennent les ventricules. Il en reste toujours, après chaque mouvement de systole, une certaine quantité qui détermine une nouvelle contraction. Le cœur tâche alors , pour ainsi dire , d'exécuter en plusieurs fois ce qu'il est incapable de faire en une seule.

Les fièvres, que nous désignons ici sous les noms de sthéniques ou d'asthéniques , d'angioténiques ou d'adynamiques, ne doivent être considérées comme générales , que par abstraction. On isole alors momentanément les causes locales et occasionnelles , qui produisent secondairement une altération dans les mouvemens du système artériel ; on isole toutes les différentes complications , pour réduire à un mode d'instruction , plus simple et plus facile , les connaissances-pratiques acquises séparément sur les différentes espèces de fièvres.

CHAPITRE V.

Remarques sur les différentes espèces de fièvres.

Toutes les considérations sur lesquelles nous venons de nous arrêter ne se rapportent qu'aux puissances *dynamiques*. On sent, d'après les principes que nous avons établis plus haut, qu'il faut aussi envisager toutes les altérations qui peuvent dépendre des puissances *plastiques*. Nous observons en effet très-souvent une pléthore sanguine, une surabondance de bile ou de pituite, comme cause irritante ; nous voyons alors se former des synoques, des fièvres bilieuses et catarrhales, qui s'accompagneront d'un excès ou d'un défaut d'énergie, dans les mouvemens du systême artériel.

Ce sont là, en partie, les raisonnemens qui, appuyés sur des faits convenables, mais envisagés sous un seul point de vue, adoptés ou rejettés exclusivement, ont occasionné tant de longues et inutiles discussions entre les solidistes et les humoristes. Mais le praticien, convaincu de l'importance de ses devoirs, et pour qui la théorie ne doit jamais avoir de valeur qu'autant qu'elle est utile, qu'elle est vraie , c'est-à-dire qu'elle s'accorde avec les phénomènes qu'il observe journellement, rejette avec raison toute méthode exclusive. L'expérience lui prouve bientôt qu'il serait dangereux de vouloir introduire de nouveau dans l'art de guérir les subtilités de la scolastique ; il se contente de suivre sans cesse la nature dans le développement et la marche des maladies : elle lui ordonne de ne point juger précipitamment et avec passion ; de ne pas se fonder sur les prétentions si souvent précaires d'un vain savoir, pour annoncer toujours comme certaine l'issue très-douteuse d'une maladie, *in acutis morbis prænuntiationes non omnino sunt certæ,* dit Hippocrate. L'expérience nous enseigne à nous contenter bien souvent de reconnaître, dans les diverses affections morbifiques, l'influence réciproque, mais alternativement ou primitive ou secondaire, qui s'établit dans l'organisme entre les différentes propriétés des solides et des fluides. Ainsi toute classification exclusivement fondée sur les altérations , ou *dynamiques* ou *plastiques,* est donc essentiellement vicieuse. Les affections morbifiques ne nous présentant jamais en effet des phénomènes qui ne dépendent plus ou moins de l'une et de l'autre de ces forces ; en sorte qu'une lésion profonde dans les solides occasionne bientôt une altération considérable dans les fluides, et *vice versá.* Il devient impossible de séparer, d'isoler les phénomènes qui en sont le

résultat dans presque toutes les maladies, mais sur-
tout dans les affections fébriles si fréquentes, parce
que les fonctions de la circulation se trouvent
essentiellement unies avec celles des systêmes sensitif, égestif et nutritif.

D'après les principes que nous avons exposés
précédemment, il est prouvé que les phénomènes
qui se présentent dans les fièvres inflammatoires
putrides et nerveures, dépendent de modifications
particulières dues en partie au spasme ou à l'atonie
des solides, en partie à un état cachectique et col-
liquatif des fluides. Observons cependant qu'il y
a, comme nous l'avons déjà dit, des circonstances où, à raison du tempérament et de l'idiosyncrasie, il peut exister en même tems une véritable pléthore sanguine, une surabondance de
bile et de pituite.

Au lit du malade toute l'expérience et toute la
sagacité du médecin doivent être dirigées pour
examiner scrupuleusement ll'état des forces, l'organe plus spécialement affecté, l'altération des humeurs qui prédomine, et les complications particulières qui se joignent à la fièvre. Si le cerveau,
le poumon, le foie, l'estomac, etc., manifestent
des signes d'inflammation, la fièvre est alors appelée phlegmasie, et nous en désignons ordinairement le genre par le nom de l'organe affecté ;
ainsi nous disons une phrénésie, une péripneumo-
nie, un hépatitis, etc. Le professeur Pinel a classé

les différentes phlegmasies, d'après le siège même de l'inflammation. On dit, avec lui, phlegmasies des membranes séreuses, muqueuses, des glandes, des viscères, du tissu cellulaire, musculaire, fibreux et synovial.

On observe très-communément dans la pratique que l'état de gastricité complique les différentes espèces de fièvres, soit que la bile ou la pituite surabonde, soit qu'il y ait, ce qui est même fort ordinaire chez les personnes d'un tempérament lymphatique, chez les enfans et les gens de la campagne, des vers dans le canal intestinal. Mais comme le systême nerveux est toujours plus ou moins affecté dans toutes les fièvres, ce sont les symptômes nerveux qui généralement y jouent le rôle le plus important, et auxquels, à raison des accidens graves qui en résultent, il faut donner toute son attention.

Une fièvre inflammatoire bien caractérisée, et prise à tems, cédera sans peine aux saignées et aux moyens anti-phlogistiques. Une fièvre gastrique sera traitée avec succès par les évacuans. Une fièvre adynamique, caractérisée par l'extrême prostration des forces, la putridité des humeurs, demande l'usage du vin et des stimulans. Mais dans la fièvre nerveuse, le typhus, selon la désignation de plusieurs auteurs, regardée comme maladie essentielle, ou compliquant d'autres fièvres, ou même comme contagieuse, les nuances sont alors très-difficiles à saisir ; on peut aisément se tromper : c'est par cette raison que nous nous arrêterons à toutes les considérations les plus importantes, les plus essentielles ; celles, en un mot, qui sont le plus capables de répandre du jour sur la théorie et le traitement des fièvres nerveuses.

Quelle que soit l'influence des variations plus ou moins subites de l'atmosphère ; quelles que soient les différentes combinaisons chimiques des fluides qui la composent ; enfin, quelle que puisse être la disposition individuelle, il y a nombre de circonstances où les symptômes nerveux compliquent les maladies régnantes, souvent même en forment un des élémens les plus essentiels. Les écrits de Sydenham, de Huxham, de Stoll, de Sarcone, de Hufeland, etc., nous fournissent des exemples, très-intéressans pour la pratique, de fièvres nerveuses épidémiques.

On peut généralement établir en principe que toutes les circonstances qui tendent à introduire dans le système un état asthénique, disposent singulièrement aux fièvres nerveuses. C'est sur-tout à la suite de tous les fléaux qu'entraîne après elle la guerre, qu'on a vu régner ordinairement les épidémies de fièvres nerveuses les plus meurtrières, et qui ont été même, dans plusieurs cas, regardées comme contagieuses.

Toutes les fièvres, sur-tout celles qui sont exanthématiques et contagieuses, ont, dans une période plus ou moins avancée, une tendance particulière vers un état nerveux, sur-tout dans les hôpitaux. La réunion d'un trop grand nombre de malades dans des salles qui ne sont pas proportionnellement assez spacieuses, peut sans doute y contribuer ; mais ce n'en est pas toujours la seule cause. On remarque en effet, et même assez communément, dans des fièvres continues ou intermittentes qui ne laissent aucun doute ni aucune crainte sur une prompte guérison, que si le malade se livre à quelques excès, s'il s'écarte du régime qui lui est prescrit comme indispensable, les indigestions et les diarrhées qui en sont la suite développent promptement des accidens graves, amènent souvent des symptômes nerveux très-alarmans, et dont le malade finit tôt ou tard par être la victime. Je n'en ai vu que trop d'exemples dans la pratique des hôpitaux militaires, chez les gens de la campagne ; et je ne crains pas de dire que, parmi les soldats, c'est une des grandes causes de mortalité.

Dans l'état actuel de nos connaissances, il serait sans doute inexact d'affirmer ou de nier exclusivement l'influence de la constitution atmosphérique, sur toutes les circonstances qui ont rapport à la contagion, quoiqu'elle dépende certainement, à beaucoup d'égards, d'une toute autre cause.

Il est permis de supposer, par rapport à la contagion des maladies qui ne se propagent point à l'aide d'un virus fixe, qu'elle dépend de l'action d'un fluide qui agit immédiatement sur le système nerveux ; fluide auquel plusieurs physiologistes ont cru pouvoir, d'après les effets qu'il produit, donner le nom d'électricité animale.

Il y a en effet, dans l'économie de tous les êtres organisés, une foule de phénomènes physiologiques et pathologiques qu'on peut expliquer très-facilement d'après les lois de l'électricité. Quand on voudra examiner avec attention les effets qui résultent de l'influence immédiate d'un être sain sur un individu malade, et *vice versâ*, on découvrira indubitablement des analogies encore plus frappantes, et qui nous donneront la clef de faits qu'on se plaît à regarder jusqu'ici comme incroyables. Il est probable qu'on acquerra alors quelques données positives sur la nature des maladies contagieuses, et les circonstances qui les rendent telles. On sera peut-être à même de décider alors s'il est plus raisonnable de considérer les miasmes contagieux comme *résultats*, que comme *causes* des maladies.

L'enchaînement et la dépendance réciproque des fonctions de la vie, la réunion et la complication inévitable de plusieurs phénomènes morbifiques, ne permettent jamais d'isoler, dans le traitement d'une maladie quelconque, les accidens nerveux qui, le plus communément, s'y joignent. Le praticien peut bien quelquefois, comme le géomètre, qui néglige dans ses calculs les quantités de peu de valeur, ne donner particulièrement son attention qu'aux symptômes les plus essentiels. Mais quel tact, quelle habitude d'observer, quelle sagacité ne faut-il pas avoir, pour saisir rapidement la nuance qui différencie, dans une maladie, les symptômes, soit inflammatoires, soit *putrides*, soit *gastriques*, soit nerveux ! Ce n'est qu'en fixant leur importance et leur prédominance relative, qu'on peut réellement caractériser la nature de cette maladie, indiquer enfin la méthode thérapeutique qu'il convient de mettre en usage.

Les maladies inflammatoires, bilieuses, catarrhales, gastriques, putrides, etc., etc., nous offrent toutes, plus ou moins souvent, dans la pratique, une complication d'accidens nerveux très-alarmante. Il n'est pas besoin de citer à l'appui les diverses constitutions épidémiques et même contagieuses, où les flux de sang, les diarrhées, les affection catarrhales, rhumatismales, où les fièvres gastriques, putrides, vermineuses, exanthématiques, n'ont fait de si grands ravages qu'à raison même de cette complication nerveuse.

L'état de stupeur, le délire, la phrénésie même, qui se remarquent si fréquemment dans les fièvres nerveuses, n'en sont pas des élémens absolument essentiels, non plus que les exanthèmes et les parotides qui ne les accompagnent pas toujours ; mais ils sont les symptômes les plus ordinaires d'un genre de fièvre qu'on a pu dès-lors judicieusement désigner sous le nom de *typhus*, ou fièvre nerveuse *typhoïde*, le plus souvent contagieux, et dont on pourrait, avec M. Hildenbrand, former trois espèces, savoir : le typhus d'Europe, le typhus oriental, et le typhus occidental.

Il suffit d'avoir été à même d'observer dans les hôpitaux, ou dans la pratique civile, un grand nombre de malades atteints de fièvres nerveuses aiguës, pour sentir combien les divisions et subdivisions de l'école, et celles de beaucoup d'auteurs, s'écartent souvent des faits que nous présente l'observation. On se trouve bien des fois, après la lecture d'ouvrages même accrédités, réellement incertain sur le choix de la dénomination la plus convenable à une maladie, dont les symptômes observés ne s'accordent pas avec ceux décrits dans les livres. Mais ce qui devient d'une bien plus grande conséquence, par rapport aux fièvres nerveuses, c'est l'embarras où l'on est alors de prononcer si l'on doit préférer ou exclure telle ou telle méthode curative.

Les humoristes, d'après leur théorie, conseilleront l'usage des délayans acides, des antiseptiques, etc. ; après l'emploi plus ou moins indiqué des vomitifs, il faudra continuer de nettoyer les premières voies, d'évacuer doucement les saburres gastriques, sur-tout en donnant le tartre stibié à petites doses, sans cesse s'occuper de corriger l'acrimonie ou la putridité des humeurs, et fatiguer mal-à-propos la nature par une polypharmacie trop souvent préjudiciable. D'autres voudront chasser par les sueurs les miasmes fébriles, et ils auront, dans cette intention, recours aux alexipharmaques les plus énergiques, dont ils chercheront même encore à favoriser l'effet, en tenant les malades dans des appartemens très-échauffés, et en les surchargeant de couvertures.

Les partisans de Brown n'envisageront la fièvre nerveuse que comme produite par l'asthénie, et ils engageront le médecin à ne placer sa confiance que dans une méthode plus ou moins stimulante ; ou bien il faudra, avec quelques médecins de l'Allemagne, ne considérer le typhus que comme une inflammation nerveuse du cerveau ; et pour en prévenir les dangereuses conséquences, faire couler en abondance le sang des malades.

Tout praticien expérimenté et assez sage pour ne se jamais laisser séduire par l'esprit de système, conviendra qu'il faut, dans le traitement d'une fièvre nerveuse aiguë, ainsi que dans toutes les autres maladies, se régler selon les circonstances.

CHAPITRE VI.

Fièvre nerveuse.

Nous avons observé précédemment que les symptômes caractéristiques ou prédominans des maladies fébriles étaient ou *inflammatoires*, ou *gastriques*, ou *putrides*, ou *nerveux*. Mais l'état qui caractérise essentiellement la fièvre nerveuse se rapporte plus particulièrement aux trois points suivans : 1.º à l'état du sensorium, du système nerveux, et de toutes les fonctions qui en dépendent ; 2.º à l'irrégularité ou à l'anomalie contradictoire de tous les symptômes ; 3.º aux variations mêmes des symptômes les plus essentiels, tels que ceux du pouls, de la respiration, de l'urine et des sécrétions cutanées.

Souvent le pouls est extrêmement petit, vif, fréquent et inégal. Dans plusieurs cas, on le trouve presque naturel ; le malade éprouve tantôt des frissons, tantôt une sensation de fourmillement et de resserrement dans l'organe cutané. Chez d'autres, il y aura un spasme très-prononcé ; quelquefois des sueurs locales, une température inégale dans dif-

férentes parties, des chaleurs passagères. Chez plusieurs, la chaleur sera au contraire continuelle,
sèche et brûlante. D'autres se plaindront d'éprouver
intérieurement une chaleur insupportable, tandis
qu'elle est à peine sensible à l'extérieur. Quelques-
uns, tourmentés par une très-grande chaleur, ayant
la langue sèche, n'ont cependant aucune soif. Les
soubresauts dans les tendons, la carphologie, un
tremblement général, des convulsions, un rire
convulsif, souvent des pleurs, le mal de tête, la
stupeur, le bruissement des oreilles, le délire,
quelquefois même dès le commencement, à la vérité, le plus souvent obscur, quoique dans d'autres
circonstances phrénétique, des resserremens de
poitrine, et même des points de côté, sont des
symptômes qui se rencontrent fréquemment.

Plus en général le pouls est petit et faible, plus
la chaleur et le délire sont considérables ; plus on
voit alors les malades se plaindre de douleurs locales. Plus au contraire le pouls a de force, de
plénitude, moins il y a de chaleur, et moins la maladie est grave. Dans le premier cas, tout ce qui est
stimulant et fortifiant diminue la chaleur et la fréquence du pouls, et améliore les autres symptômes
de la maladie. C'est quand la prostration des forces
est extrême, la chaleur brûlante, que le vin d'une
bonne qualité produit d'excellens effets : il est alors
véritablement calmant et rafraîchissant.

La dénomination de fièvre *nerveuse* a donné,

et pourrait peut-être encore donner lieu, parmi les nosologistes, à quelques discussions. Cependant les raisons d'après lesquelles M. Hecker préfère, avec Hufeland et d'autres médecins, le nom de fièvre nerveuse à celui de *typhus*, me paraissent satisfaisantes. Nous appelons, dit-il, fièvre, en général le dérangement quelconque d'une ou de plusieurs fonctions, mais auquel se joint une altération sensible du système circulatoire, l'organe ou la nature même des fonctions altérées servant à spécifier la fièvre.

D'après les mêmes principes, toutes les fois que le système nerveux, dans son ensemble, ou dans ses principales parties, telles que le cerveau, la moelle épinière, les organes des sens, se trouvera morbifiquement affecté, sous de semblables conditions, mais avec une prédominance plus ou moins déterminée, ne doit-on pas donner à cette fièvre le nom de *fièvre nerveuse ?*

Les accidens nerveux, envisagés pathologiquement et d'une manière générale, se présentent à nous sous trois formes différentes : 1.º sous la forme d'une fièvre nerveuse aiguë ; 2.º d'une fièvre lente nerveuse ; 3.º avec des symptômes plus ou moins variés, mais sans être essentiellement accompagnés de fièvre.

La fièvre nerveuse peut offrir, chez différens individus, deux formes essentielles, deux modifications particulières ; et qui dépendent de la diminution ou de l'augmentation de l'excitabilité. La fièvre nerveuse peut en effet exister avec une excitabilité ou trop *forte* ou trop *faible*. Mais on a tort, remarque M. Hildenbrand, de regarder le typhus comme essentiellement asthénique, parce qu'en général nous n'avons point d'idées claires et précises sur la nature, l'essence des fièvres dites asthéniques. D'ailleurs, la faiblesse ou la diminution de l'excitation et de l'activité vitale est rarement, ou n'est même peut-être jamais la *cause*, mais seulement l'*effet* de la fièvre ; ce qui le prouve, c'est qu'on ne peut produire artificiellement aucune espèce de fièvre, au moyen de la faiblesse, tandis qu'on peut, au contraire, en produire une sur-le-champ par les stimulans. En outre, toutes les fièvres inflammatoires, ainsi que toutes les maladies contagieuses sans exception, montrent au commencement un caractère inflammatoire ; telles sont, par exemple, la petite-vérole, la rougeole, la scarlatine, la coqueluche, la syphilis, la gonorrhée, la rage, la fièvre pestilentielle même.

C'est donc, faute de faire assez d'attention aux symptômes qui caractérisent la période inflammatoire, dans le début des fièvres, qu'il se commet dans la pratique, sur-tout par rapport à l'usage de la saignée, tant d'erreurs si souvent irréparables. On sent bien que dans la fièvre nerveuse cette période inflammatoire ou d'irritation, plus ou moins intense, plus ou moins longue, exigera quelquefois une méthode antiphlogistique, et même dans plusieurs cas particuliers, rares à la vérité, la saignée. Ce moyen devient quelquefois indispensable pour prévenir, sur-tout chez des sujets d'un tempérament sanguin, les inflammations locales et les congestions au cerveau ; on ne donne généralement pas assez d'attention à ce dernier accident qui, dans les fièvres putrides et nerveuses, a peut-être plus souvent lieu qu'on ne le croit communément.

L'état asthénique succède d'autant plus promptement à la période inflammatoire, qu'il existe une complication gastrique. Les symptômes nerveux qui se manifestent alors, souvent même après avoir employé au début, et d'après les indications, le vomitif, annonceront par leur intensité une réaction ou trop *forte* ou trop *faible,* comme nous l'avons déjà remarqué plus haut. Dans le premier cas il faut employer les excitans les plus doux, et même en diminuer la dose tant qu'on observe une violente agitation du pouls, que le délire devient plus fort, qu'on voit augmenter l'excitabilité nerveuse, les convulsions, la chaleur et les évacuations colliquatives. On peut être sûr d'avoir saisi le vrai point, d'avoir atteint le but désiré, quand on voit diminuer ou disparaître tous les accidens dont nous venons de parler, que le pouls se rapproche de plus en plus de l'état naturel, s'élève, sans cependant devenir ni trop fréquent ni trop dur. Alors les évacuations colliquatives cessent, l'excessive sensibilité ou mobilité nerveuse disparaît, les fonctions intellectuelles rentrent dans l'ordre accoutumé, le malade prend du repos, et ce repos lui donne des forces.

Si l'excitabilité est au contraire trop faible, les stimulans diffusibles les plus actifs, et même aux doses les plus fortes, deviennent alors nécessaires; il faut les continuer avec confiance , en augmenter graduellement la quantité , jusqu'à ce que le pouls manifeste un changement favorable; trop lent, il acquiert alors plus de vivacité; trop faible, trop inégal, il devient par cette méthode plus égal et plus fort; petit et concentré, il se développe, et paraît enfin avoir plus de plénitude. Le délire, la stupeur et tous les accidens nerveux diminuent alors sensiblement ; mais il a fallu quelquefois porter les stimulans jusqu'à une dose, en apparence excessive, puisque le malade avait, dans les vingt-quatre heures, pris une pinte de bon vin du Rhin, deux onces de quina, un scrupule de camphre , autant de musc, et trente gouttes de laudanum ; on avait en outre appliqué des sinapismes aux gras des jambes.

Cette distinction très-importante d'une excitabilité trop forte ou trop faible dans les maladies nerveuses, jette sans doute beaucoup de jour sur la théorie de ces maladies ; mais ce sont les complications inflammatoires catarrhales, putrides, gastriques, etc., qui rendent le traitement des fièvres nerveuses si difficile. Le praticien doit sur-tout s'attacher à reconnaître les circonstances qui peuvent rendre au commencement des fièvres nerveuses la saignée, tantôt nuisible, tantôt indifférente, quelquefois utile et même indispensable. Plus tard il est reconnu qu'elle ne peut qu'aggraver les symptômes; mais toutes les fois que la saignée, sur-tout dans les inflammations du cerveau, les péripneumonies, etc., est jugée indispensable, rien ne pourrait alors la remplacer : il faut absolument tirer du sang. On est généralement d'accord que, dans le cours de ces maladies, c'est toujours un bien quand les évacuations alvines sont libres et modérées ; mais on ne doit point, sur-tout au commencement, faire usage des purgatifs ; l'expérience confirme qu'ils sont alors plus nuisibles qu'utiles. -

L'état gastrique, qui précède et complique si souvent les fièvres nerveuses, indique à tous égards l'emploi des vomitifs ; mais il faut les manier avec beaucoup de prudence, lorsque la susceptibilité nerveuse est très-grande. On peut attribuer, dans bien des cas, le développement des accidens nerveux, et les différens exanthèmes qui paraissent dans le cours des fièvres gastriques, à l'omission des moyens propres à nettoyer promptement et convenablement les premières voies ; mais après les secousses du vomissement et les évacuations alvines qui ont pu avoir lieu, il faut, selon la méthode de Sydenham, calmer l'irritation qui en résulte, à l'aide des potions anodines.

Souvent dans une température froide et humide les fièvres catarrhales, muqueuses, nous offrent des accidens nerveux qui réclament toute la sagacité du médecin pour ménager les ressources dont la nature est encore susceptible. On doit, dans ces circonstances, préférer aux excitans fixes, qui exaspéreraient les symptômes, les anti-spasmodiques et les stimulans diffusibles. Suivre, à cet égard, les préceptes de Sydenham, de Huxham, de Sarcone, et d'autres praticiens recommandables qui ont écrit sur ces fièvres, c'est prendre les meilleurs guides, et c'est faire ce qui convient pour ne point risquer de s'égarer.

Contre l'opinion des médecins, qui rejettent toute espèce de crise dans les fièvres nerveuses, j'observe qu'il y a des circonstances où la nature peut opérer seule des guérisons sur lesquelles il n'était guère permis de compter. M. Hildenbrand, en rappelant l'histoire du typhus contagieux dont il fut attaqué, nous donne un exemple intéressant de ce que peuvent, dans cette dangereuse maladie, les forces médicatrices de la nature. L'observation d'une crise très-remarquable et vraiment hippocratique, que cite à l'appui des mêmes principes M. Hufeland, n'est pas moins propre à augmenter notre confiance à cet égard.

Une femme, qui était déjà, nous dit ce praticien distingué, vers la fin de la troisième semaine d'une fièvre nerveuse du plus mauvais caractère, tomba, vers le 21.ᵉ jour de sa maladie, dans un état si alarmant qu'on pouvait regarder sa mort comme très-prochaine. Le délire était continuel, le pouls extrêmement petit et très-fréquent (de 140 à 160 pulsations dans une minute). Il y avait carphologie, selles involontaires, et un tel état de faiblesse, qu'elle ne pouvait plus se remuer. Tous ces symptômes s'aggravèrent le soir, au point qu'on ne supposait pas qu'elle pût passer la nuit ; mais cette même nuit, la maladie se jugea ; et le lendemain, nous vîmes, non sans la plus grande surprise, que tous les symptômes les plus fâcheux avaient disparu. Le pouls et les forces s'étaient relevés, la peau, qui jusqu'alors avait toujours été sèche, était également chaude et humide. L'urine, jusqu'à cette époque, toujours pâle et claire, était trouble, et déposait un sédiment briqueté ; on observait, en outre, à la peau, des phlyctènes de différente grosseur, et qui étaient remplies d'eau ; il s'y joignit même dans la suite des aphtes. Dès cette nuit, on put compter sur une amélioration sensible ; cependant la convalescence fut encore longue, et dura près de trois semaines, jusqu'à parfaite guérison.

Il serait difficile, ajoute M. Hufeland, d'expliquer un tel fait, à l'aide de la théorie de Brown ; car dans ce degré d'asthénie indirecte, si voisin de de la mort, sans un nouveau stimulus qui fût capable de donner à la nature un surcroît de force, on ne pouvait point espérer sauver la malade. Qui oserait méconnaître ici cette puissance médicatrice de la nature, qui, dans un état en apparence désespéré, peut seule manifester une aussi grande énergie, faire prendre à la maladie une nouvelle forme, arrêter, comme subitement, une disolution si prochaine, en donnant, pour ainsi dire, une nouvelle vie à l'organisation toute entière.

Entre ces deux extrêmes, c'est-à-dire le plus haut point d'excitabilité et la stupeur, il y a une infinité de degrés intermédiaires, qui exigent autant de nuances et de modifications dans la méthode curative. Mais avec de bons principes, on peut facilement y rapporter les phénomènes qui se présentent. Si dès le commencement on a fait usage d'excitans plus forts qu'il n'était nécessaire, on doit les continuer jusqu'à ce que les forces, en se rétablissant, annoncent qu'il est convenable d'en diminuer graduellement la dose. Mais, d'après l'expérience des praticiens les plus consommés, le vin d'une bonne qualité est toujours le meilleur excitant, et celui dont généralement on tire le plus grand avantage.

La théorie de Brown et de ses partisans, observe très-judicieusement M. Hufeland, a éveillé de nos jours plus particulièrement l'attention des praticiens sur le différent mode d'action des excitans diffusibles et des excitans fixes ou toniques. Elle a en quelque sorte régularisé, d'une manière plus avantageuse et plus utile dans la pratique, l'emploi de ces précieux moyens, et déterminé avec plus de précision les circonstances qui en réclameraient ou en proscriraient réciproquement l'usage.

Les stimulans fixes ou toniques, indépendamment de la propriété qu'ils ont de ranimer l'activité des forces vitales, semblent fournir, en outre, quelques principes nutritifs. On sait qu'après les alimens, les substances qui paraissent appartenir plus particulièrement à cette classe sont les astringens tirés du règne, soit végétal, soit minéral; les amers, mais sur-tout le quinquina, et toutes les substances qui, en se rapprochant de sa nature, partagent nécessairement plus ou moins ses propriétés.

En général, les excitans fixes et toniques sont bien moins convenables au commencement d'une fièvre, que vers la fin ; ils seraient indubitablement contraires dans tous les cas où il y aurait amas de saburres gastriques dans les premières voies. Cette circonstance établit cependant un point de discussion entre beaucoup de médecins, relativement à l'emploi du quinquina. On s'est demandé souvent, dans toutes les fièvres qui ne sont pas pernicieuses, avant d'administrer ce fébrifuge, doit-on ou ne doit-on pas employer préliminairement les évacuans ? Quoique la langue très-chargée indiquât l'amas de saburres gastriques, on a mille et mille fois, disent les Browniens, donné dans ces cas, et même avec succès, le quinquina : oui, sans doute ; mais l'état saburral et gastrique des premières voies n'est pas toujours spécialement indiqué par une langue sale et chargée, puisqu'elle peut ne l'être souvent qu'à raison d'un défaut dans les sécrétions lymphatiques de cet organe.

Dans les cas où la langue est brune et noirâtre, ce qui annonce une dissolution, un état putride des humeurs, l'usage du vin, du quinquina, des stimulans les plus actifs devient alors indispensable; on tuerait le malade si on purgeait. L'emploi du quinquina nettoie, dans ce cas, très-promptement la langue.

Dans les fièvres inflammatoires la lymphe coagulable couvre souvent la langue d'un enduit épais, blanchâtre quelquefois, même noirâtre. Le nitre, les antiphlogistiques, et la saignée même, dans plusieurs cas, ont, au bout de quelques heures, parfaitement nettoyé la langue. Mais toutes les fois qu'il y aura un amas de saburres gastriques dans les premières voies, si l'on fait indiscrètement usage du quinquina, le malade se plaindra bientôt de crampes et de douleurs d'estomac, de constipations, quelquefois même de diarrhée; il aura des maux de tête, des étourdissemens; la fièvre et la chaleur augmenteront.

Lorsque la fièvre nerveuse se trouve compliquée de catarrhe, de rhumatisme, les stimulans fixes n'y conviennent point; les évacuations critiques de la matière morbifique sont ici nécessaires, et ces moyens les arrêteraient. Il y a aussi plusieurs affections locales qui doivent en interdire l'usage, sur-tout lorsque le poumon et le cerveau se trouvent affectés, et dans un état inflammatoire caractérisé par le délire, l'assoupissement, une respiration précipitée, douloureuse, une expectoration sanguinolente, signes qui doivent être ici de la dernière importance, parce qu'il y a des cas où ils ne sont que symptomatiques et purement l'effet de la grande faiblesse du système nerveux. L'emploi du quinqnina, dans cette dernière circonstance, a pu offrir quelques résultats heureux, mais le plus souvent il n'a fait, au contraire, qu'aggraver le mal. Une méthode antiphlogistique, l'application des topiques émolliens, les sinapismes, vésicatoires, ventouses scarifiées, etc., réussiront généralement beaucoup mieux, et feront disparaître les accidens.

Il y a sans doute lieu de s'étonner que dans une fièvre nerveuse, où tous les symptômes généraux annoncent une prostration extrême des forces, il puisse exister des inflammations locales ; mais, l'expérience des praticiens le prouve, et, d'ailleurs, on conçoit sans difficulté que les réactions qui se font sur le cerveau, le poumon, etc., peuvent, en y accumulant le sang, produire cet état inflammatoire purement local, et que ne partage point tout le système artériel; cependant ce n'est guère qu'au début de la maladie qu'on peut en observer des exemples assez fréquens pour mériter toute l'attention du médecin, et prévenir des méprises fâcheuses.

Le plus souvent les fièvres nerveuses ou adynamiques manifestent une disposition colliquative très-prononcée ; leur convalescence est très-longue, et force d'insister long-tems sur l'usage des toniques et des excitans fixes. C'est alors que les bons alimens doivent être regardés comme les meilleurs excitans, parce qu'ils produisent sur nos organes un effet stimulant plus long-tems continué ; mais il faut que l'estomac puisse les digérer facilement, et qu'ils ne le fatiguent point.

Comme le délire et la phrénésie se rencontrent assez ordinairement dans les fièvres nerveuses, et qu'ils dépendent, soit idiopathiquement, soit sympathiquement, de l'état du cerveau, ils méritent donc une attention toute particulière de la part du praticien. Ces accidens peuvent être, comme l'apoplexie, qui s'en rapproche à beaucoup d'égards, l'effet d'une disposition sthénique, asthénique ou spasmodique des systêmes circulatoire et nerveux ; car, selon l'expression de Selle : *Movet insaniam quidquid nervos convellit aut infirmat.* Ils peuvent être aussi très-souvent déterminés par l'état des premières voies qui se trouvent chargées de saburres gastriques, une constipation opiniâtre, les métastases, la présence des vers, etc.

Si ces accidens sont l'effet d'une extrême faiblesse jointe à une diminution de la sensibilité, ce qu'annonce un pouls petit, faible et enfoncé, un défaut de réaction proportionnelle à l'action des différens excitans, tous les symptômes se réunissent ici pour indiquer la méthode stimulante. Il faut donner les vins les plus généreux, et à haute dose ; il faut de même employer la serpentaire, le quina, le camphre, l'éther. Il faudra avoir recours aux sinapismes et aux vésicatoires, aux lavemens avec la valériane, etc. On voit bientôt alors le pouls se relever et le délire se dissiper.

Mais quelquefois le délire dépend d'une faiblesse nerveuse avec excès de sensibilité. Il existe alors un véritable état spasmodique, que constate un pouls petit, mais en même-tems dur et inégal ; on observe, en outre, des soubresauts dans les tendons, des hoquets, des tremblemens dans tous les membres. Tout annonçant donc une trop grande excitabilité, le délire s'augmenterait, en s'aggravant par l'usage du vin et des autres excitans spiritueux. Le musc et l'opium sont les remèdes qui conviennent ici ; il faut y joindre les épithèmes froids sur la tête, des bains de pied tièdes, et même des bains entiers. Les lavemens anti-spasmodiques seront encore ici fort utiles. M. Hufeland dit avoir retiré, dans ce cas, le plus grand avantage de l'extrait de jusquiame. Les vésicatoires et les sinapismes peuvent être aussi d'un grand secours, en dissipant l'état spasmodique, conjointement avec les autres moyens.

Souvent dans le délire le regard est farouche, les yeux enflammés et injectés, le visage très-animé, les carotides battent avec force ; le malade est dans un état à demi-soporeux ; il porte souvent la main à la tête : cet état annonce l'inflammation du cerveau, laquelle peut être ou *active*, c'est-à-dire dépendre d'une réaction trop forte de la part des vaisseaux artériels, ou *passive*, c'est-à-dire tenir à une congestion sanguine occasionnée par la faiblesse des vaisseaux veineux. Le vin et les excitans, si on en fait usage, augmentent alors sensiblement le délire. Toute méthode stimulante aurait promptement de très-fâcheux effets ; il faut avoir recours aussitôt à la saignée et aux anti-phlogistiques, auxquels il convient d'associer des anti-spasmodiques.

Enfin le malade aura le délire ; mais on verra, presqu'à chaque instant, la pâleur et la rougeur du visage se succéder ; les mains, la mâchoire, les lèvres tremblent continuellement ; le malade touche souvent la région épigastrique, quelquefois même il la frappe comme pour indiquer que c'est là le foyer de la cause excitante qui occasionne sympathiquement le délire. Dans ce cas, sur-tout au commencement de la maladie, lorsque la fièvre n'a point encore épuisé les forces, un vomitif, des évacuans salins, les minoratifs, des lavemens émolliens sont les moyens qui conviennent le mieux. Mais relativement à l'emploi du vomitif, il faut observer qu'il y a les plus grands ménagemens à prendre, lorsqu'il existe des signes d'inflammation pleurétique et péripneumonique.

Ce sont les fièvres nerveuses apoplectiques ; ce sont les fièvres nerveuses avec phlegmasie des organes pulmonaires, qui offrent aux praticiens les complications les plus graves, et qui sont si promptement et si souvent mortelles. Si dans ces circonstances on néglige la saignée, qui est indispensable ; si l'on ne place sa confiance que dans l'emploi des anti-spasmodiques, l'inflammation augmente alors très-rapidement d'intensité, et il se fait en peu de tems un épanchement qui enlève le malade. Il faut donc alors, dès que les symptômes inflammatoires sont diminués, donner un peu de vin, mais le délayer dans le bouillon. On doit en même-tems avoir recours aux tisanes, aux potions pectorales et mucilagineuses, dans lesquelles on fait entrer l'éther, l'esprit de mindérerus (acétate ammoniacal), la valériane, aux bols de camphre avec le nitre, mais sur-tout aux vésicatoires, soit sur la poitrine, soit aux gras des jambes, et aux sinapismes appliqués à la plante des pieds.

Les complications gastriques beaucoup plus fréquentes sont cependant moins dangereuses, pourvu que les diarrhées excessives, qui peuvent en être si souvent l'effet, n'augmentent pas le mal en affaiblissant prodigieusement le malade. Lorque les vomitifs ont été convenablement employés, on doit s'occuper ici, sans doute, de diminuer, d'arrêter même ces évacuations qui, lorsqu'elles ne sont point critiques, fatiguent et épuisent en pure perte le malade. Il faut, dans cette intention, joindre aux anti-spasmodiques , aux fortifians , aux potions cordiales , l'opium et les astringens. Les vésicatoires dont on entretient la suppuration ont été, d'après l'observation des meilleurs praticiens, infiniment utiles , sur-tout si la constitution atmosphérique et le tempérament du sujet le disposait aux affections rhumatismales.

Je ne pouvais pas me permettre d'entrer ici dans tous les détails qu'exigerait un ouvrage spécialement consacré aux fièvres nerveuses ; mais j'ai dû m'arrêter sur les points de doctrine les plus essentiels, susceptibles de quelques éclaicissemens , et qui sont relatifs aux complications inflammatoires gastriques et putrides; complications qui rendent si souvent funestes les fievres nerveuses , comme le prouve l'histoire de différentes épidémies. S'il s'est présenté , et s'il se présente encore journellement de si grandes difficultés dans le traitement des fièvres nerveuses , comme dans celui de plusieurs autres espèces de fièvres, c'est qu'on néglige beaucoup trop d'étudier l'histoire comparée des maladies, qu'on ne suit généralement pas avec assez d'exactitude l'effet que produisent, sur les symptômes qui les caractérisent et les spécifient , les divers moyens thérapeutiques que l'on met en usage. Trop souvent, esclave de la théorie qu'il a adoptée, le médecin lui sacrifie presque toujours les résultats pratiques les plus précieux et les plus intéressans, en méconnaît par fois toute l'importance, ou n'en donne qu'une explication très-erronée, et qui ne leur convient sous aucun rapport. C'est sans doute là une des raisons pour lesquelles la lecture d'un assez grand nombre d'ouvrages–pratiques, rédigés d'ailleurs d'après un très-bon plan, est généralement si peu fructueuse.

SECTION SECONDE.

MALADIES CHRONIQUES.

CHAPITRE PREMIER.

Remarques générales sur cette classe de maladies.

LES nosologies les plus estimées ne nous présentent point les maladies divisées en maladies aiguës et chroniques ; mais cette distinction réellement pratique, et que Bichat avait lui-même adoptée, offre cependant quelques avantages qui peuvent autoriser à en faire secondairement usage. Toutes les maladies chroniques, de même que les maladies aiguës et fébriles, dépendent également d'un dérangement dans l'équilibre des puissances dynamiques et plastiques. On y observe également, dans toutes, divers phénomènes qui dépendent d'anomalies de sensibilité, d'irritabilité, d'activité vitale, de conformation, d'affinité, de productivité, ou enfin d'anomalies dans l'exercice des fonctions intellectuelles.

Les maladies chroniques se rapprochent également, sous un autre rapport, des maladies aiguës. Il y en a qui sont, sur-tout dans l'origine, essentiellement inflammatoires ; quelques-unes ont un caractère nerveux très-prononcé ; d'autres tiennent à un état cachectique, et manifestent dans leurs divers accidens une altération vraiment spécifique de nos humeurs. Dans toutes, la prédominance des forces compressives et expansives, ou en d'autres termes, cette tendance des forces vitales du centre à la périphérie, ou de la périphérie au centre, est plus ou moins facile à apprécier par tous les effets qui en résultent.

Quoique les maladies aiguës et chroniques se ressemblent sous certains rapports ; quoiqu'elles dépendent réellement des mêmes causes, elles nous offrent cependant plusieurs différences très-importantes. Dans la plupart des maladies fébriles, il est quelquefois assez facile d'en suivre la marche ; on est aussi le plus souvent à même de diriger leur traitement d'une manière convenable, d'après des principes plus exacts, plus sûrs, et dont les circonstances laissent mieux apprécier les modifications indispensables. Mais dans les maladies chroniques, la marche de la nature y est beaucoup plus lente, plus cachée, et beaucoup moins régulière ; elle y est sujette à une infinité de variations que déterminent la nature même du mal, les révolutions de l'âge, le changement de climat, de saison, et les diverses méthodes de traitement mises en usage pour détruire le germe de la maladie, ou en opérer ce qu'on appelle la cure radicale.

Les accidens pathologiques, qui caractérisent les diverses maladies chroniques, sont généralement assez durables pour qu'on puisse les rapporter facilement à des affections adynamiques, spasmodiques, paralytiques et cachectiques : quelques-unes de ces dernières affections étant décidément contagieuses. Mais le plus souvent, les différentes maladies chroniques offrent des symptômes qui dépendent d'une complication très-marquée de ces affections primitives.

Les mêmes circonstances qui rendent chaque âge, chaque sexe, selon le tempérament, le climat, les saisons, etc., etc., sujets à telle ou telle maladie aiguë, disposent aussi plus particulièrement à certaines maladies chroniques.

Il y a des maladies chroniques qui sont le résultat de maladies aiguës antérieures, soit que ces maladies occasionnent par elles-mêmes une décomposition spécifique de nos humeurs, soit que ces maladies aient été mal jugées, c'est-à-dire qu'elles n'aient eu que des crises imparfaites. Nous en voyons journellement des exemples dans la pratique, à la

suite de la rougeole, de la petite vérole, etc., etc.
A combien de maladies chroniques, la syphilis, et
peut-être plus souvent encore le mercure mal administré, ne donne-t-il pas lieu ?

Il y a beaucoup de maladies chroniques qu'on
regarde comme héréditaires, plus exactement peut-
être dans le sens que nous recevons de nos parens,
cette disposition physique qui nous rend propres à
contracter une maladie à laquelle ils étaient l'un
ou l'autre sujets. Les phthisiques, les goutteux,
comptent souvent dans leur famille des personnes
qui étaient atteintes de la même maladie. Il y a
tout lieu de croire, à cet égard, qu'une éducation
physique soignée, jointe à un régime convenable,
pourrait peut-être prévenir le développement d'une
maladie dont on ne s'occupe quelquefois que quand
il n'est plus tems d'y remédier.

Tous nos organes s'usent nécessairement, c'est-
à-dire qu'ils perdent tous par l'exercice, par le poids
des années, cette activité dont ils jouissaient dans
la force et la vigueur de l'âge. L'époque affligeante
de ce dépérissement peut être accélérée par une
infinité de circonstances, et c'est alors que commence à se développer le germe de beaucoup de
maladies chroniques.

Dans l'histoire des maladies, soit aiguës, soit
chroniques, une foule de faits nombreux et intéressans viennent, d'une autre part, se rattacher à
cette belle idée dont Borden a su tirer un si grand

parti dans ses considérations sur les maladies chroniques, savoir : qu'il existe dans chaque individu un
organe relativement plus faible ou plus fort. C'est
presque toujours l'organe plus faible, et ceux dont
les fonctions en dépendent, qui, dans les maladies
chroniques, se trouvent le plus grièvement affectés. Dans les maladies chroniques, l'affection qui
les caractérise se borne le plus souvent à un organe
particulier, et ce n'est que secondairement que le
système entier de la constitution s'en trouve inté-
ressé. Nous sommes à même d'observer l'exactitude
de ce principe dans la succession des symptômes
qui manifeste le développement du vice cancéreux,
écrouelleux, syphilitique, dartreux, etc. Il ne suffit
plus alors de faire disparaître l'accident local, il faut
en quelque sorte renouveler, régénérer, pour ainsi
dire, la masse entière des humeurs, d'où il résulte
que le traitement, dans ces cas, lorsqu'il paraît promettre des succès, doit être plus ou moins long,
selon l'ancienneté du mal, la gravité des symptômes
et d'autres causes accidentelles.

Mais il est une époque où les maladies chroniques, soit qu'elles aient été exaspérées par un
traitement qui ne leur est convenable en aucune
façon, soit d'elles-mêmes, sont devenues tout-à-
fait incurables, et c'est ce qui a lieu pour le premier cas dans les anévrismes considérables, dans
des dilatations variqueuses, l'oblitération des vaisseaux, le rétrécissement contre nature de portions

plus ou moins considérables du tube alimentaire,
les épanchemens de fluides hétérogènes dans des
cavités qui leur sont étrangères. Dans le second
cas cette circonstance tient souvent à l'emploi
trop long-tems prolongé de médicamens actifs qui,
en manquant le but, finissent par épuiser entièrement les forces vitales, quelquefois à l'ennui et
au découragement des malades qui renoncent trop
tôt à des moyens qui, continués le tems nécessaire, auraient pu leur sauver la vie.

Il s'est présenté dans la pratique plusieurs circonstances où l'on a observé que des maladies
chroniques, que l'on regardait comme incurables,
ont été guéries par le développement de maladies
aiguës qui, en cédant au traitement ordinaire,
ont fait disparaître jusqu'aux moindres traces de
ces affections chroniques.

La sensibilité et l'irritabilité diminuant générale-
lement dans les maladies chroniques, elles s'accompagnent presque toutes d'un affaiblissement
très-prononcé dans les forces digestives, d'où naissent la fièvre lente et le marasme qu'on observe
si souvent dans les nombreuses affections de cette
classe.

Cette alternative de chaud et de froid qu'on
y ressent si fréquemment, tient à un caractère
nerveux inséparable de quelques-unes, tandis que
dans beaucoup d'autres on y éprouve presque
continuellement une chaleur âcre et mordicante.

C'est à l'aide d'une altération souvent très-sensible dans les divers traits de la physionomie que les praticiens peuvent reconnaître d'une manière assez sûre les différentes espèces de maladies chroniques. Dans les aliénations mentales chroniques, on observe généralement des altérations frappantes dans la forme du crâne et la coupe de la figure. On remarque aussi dans l'angle facial des variétés qui leur sont également particulières.

Si les altérations physiques sont si fréquentes dans les maladies chroniques , il n'est pas rare d'observer de même , dans un assez grand nombre , la diminution et l'affaiblissement des facultés intellectuelles, des mouvemens fréquens d'impatience, un découragement complet , une tristesse profonde qui annoncent combien le malade a lui-même peu d'espoir de sa guérison.

Le professeur Dumas (1) observe très-judicieusement que dans le traitement de plusieurs affections chroniques, qui reviennent périodiquement, on a beaucoup exagéré l'application de la méthode proposée par Medicus d'employer le quinquina pour combattre ces sortes d'affections. Souvent, en augmentant la diathèse inflammatoire, ce précieux fébrifuge a fait réellement du mal et aggravé les symptômes.

____

(1) Voy. Dumas, Maladies Chroniques, pag. 91.

17

Les maladies chroniques, quant à leur marche, leurs périodes, leurs durées, les révolutions, les crises et les terminaisons qui leur sont ordinaires, ne présentent ni la même régularité, ni les mêmes subdivisions que les maladies aiguës. Leurs périodes sont des périodes de mois et d'années, mais les révolutions naturelles qui terminent le plus souvent les maladies chroniques sont des abcès, des dépôts, des épanchemens purulens ou lymphatiques dans les diverses cavités. Quelquefois les maladies chroniques se terminent par d'autres maladies chroniques consécutives, et dans d'autres circonstances elles succèdent à des maladies aiguës qui les ont précédées.

Aux observations que nous venons de faire doit se joindre une des considérations les plus importantes dans l'examen des symptômes que nous présentent les maladies chroniques. On sent en effet qu'outre les changemens respectifs qui peuvent avoir lieu dans les divers tissus, il n'est pas permis de négliger cette espèce d'altération humorale qui s'y joint, et qui peut être considérée comme en étant ou la cause ou l'effet.

Mais, malgré toutes les connaissances que la chimie nous a mis à même d'acquérir, dans ces derniers tems, sur la composition de nos humeurs, nous sommes encore bien loin de pouvoir détermi- la nature des principes auxquels on doit attribuer les altérations spécifiques qui s'y développent dans les diverses maladies chroniques.

L'état d'épaississement ou de viscosité, un défaut de cohésion entre les élémens qui composent nos humeurs, et qui en amènent tôt ou tard la dissolution, la prédominance de l'un ou de l'autre de ces élémens, une énergie plus forte, ou l'épuisement des forces vitales dans les fonctions des systêmes nerveux, sanguins ou lymphatiques, leur aberration, doivent sans cesse éveiller l'attention du praticien. Sans ces considérations importantes, comment serait-il à même de suivre avec exactitude les effets les plus ordinaires qui se manifestent dans les maladies chroniques, comme ceux qui se présentent le moins souvent à son observation.

Le diagnostic des maladies chroniques, en général, se compose sans doute de la connaissance des faits et des phénomènes dont nous avons déjà parlé ; mais il y a des parties et des systêmes d'organes, comme l'ont observé plusieurs praticiens, où les maladies chroniques se forment et se développent plus fréquemment. Les personnes qui, par l'inertie même des mouvemens du cœur et du système artériel, sont d'une constitution débile et languissante, se trouvent disposées aux maladies nerveuses adynamiques, aux engorgemens glanduleux, à la lencophlegmatie et aux différentes espèces d'hydropisies. Chez elles on a souvent trouvé par l'autopsie cadavérique des anévrismes du cœur et des gros vaisseaux. Cependent le système vasculaire semble n'avoir qu'une faible aptitude aux maladies chroniques, en comparaison des systêmes nerveux et lymphatiques.

L'état asthénique des forces vitales, d'où résulte une atonie générale de tous les systêmes, est très-propre à favoriser la décomposition des humeurs. Elle dispose singulièrement aux ulcérations, aux éruptions chroniques, sur-tout lorsque l'organisation de la peau se trouve altérée dans sa consistance, sa forme, sa texture et sa couleur.

Parmi les maladies chroniques, il y en a plusieurs dont la cause est absolument étrangère aux dispositions sthéniques ou asthéniques, à l'état des humeurs, aux influences de l'air, des alimens, etc. On peut citer entre autres, parmi les affections cutanées chroniques, la gale. Elle est une de celles que, d'après les observations de Mouflet, Mead et autres, on est en droit d'attribuer à la présence d'un insecte particulier, et qu'on parvient à détruire, assez facilement et sans danger, avec les préparations de soufre. On a trouvé des vers dans le cerveau, le foie, les reins et autres organes. Leur présence occasionne des accidens qui, presque toujours, prennent le caractère chronique ; mais lorsqu'ils sont en très-grand nombre dans les intestins, ils donnent alors bientôt naissance à des fièvres gastriques, dans lesquelles se développent avec assez de rapidité des symptômes nerveux et ataxiques.

Si presque toutes les maladies chroniques paraissent recevoir des modifications plus ou moins variées, à raison de l'âge, du sexe, du climat, des saisons, des tempéramens, et même des passions et habitudes, elles n'en dépendent cependant pas toutes essentiellement, quant à leur cause, quant à l'ensemble des symptômes qui en caractérisent et le genre et l'espèce.

La syphilis, par exemple, sauf l'intensité variable des symptômes, est toujours la même, quant à sa nature et à son caractère particulier, dans des latitudes bien différentes. Il en est ainsi de beaucoup d'autres maladies chroniques. La fièvre hectique, la toux, l'oppression de poitrine, une expectoration purulente, sont, pour les contrées septentrionales, comme pour celles du midi, des signes caractéristiques de la phthisie pulmonaire, le plus souvent suite de tubercules ou d'hémoptysie. Les douleurs de goutte, quoique moins fréquentes et moins intenses dans les pays chauds, se font également sentir dans tous les climats, et affectent les mêmes parties, chez ceux qui, doués d'un tempérament pléthorique, abusent des plaisirs vénériens, se livrent aux excès de la bonne chère, et usent immodérément des liqueurs spiritueuses.

Il paraîtrait donc que les agens extérieurs ont moins d'influence dans les maladies chroniques, que dans les maladies aiguës. Quant aux conditions et aux circonstances individuelles qui favorisent le développement et les progrès des maladies chroniques, elles se rapportent en résumé (1), 1.° à la proportion respective des forces et de l'action vitale, dans tout le corps et dans ses divers organes, soit isolés et distincts, soit assemblés et réunis en systêmes; 2.° aux qualités physiques des solides et des fluides; 3.° à la disposition particulière, qui rend chaque individu susceptible d'être diversement affecté par l'usage des mêmes choses, ou par l'impression des mêmes agens; 4.° au rapport de ces trois circonstances avec l'énergie et les formes de la constitution.

Le pronostic, dans les maladies chroniques, est moins facile et beaucoup moins sûr que dans les maladies aiguës. En y faisant entrer toutes les considérations relatives à l'âge, au sexe, au tempérament, à l'influence des agens extérieurs, on reconnaît bientôt qu'il doit toujours dépendre de la nature du mal, de l'organe affecté, des changemens plus ou moins favorables que produisent les méthodes curatives. Quelquefois la maladie est susceptible de guérison, et le malade guérit en effet radicalement. Dans d'autres circonstances, la cure ne pouvant être qu'incomplète, palliative, le malade doit se faire une raison, et s'astreindre à un régime qui, en éloignant les accidens, rendra le

---

(1) V. Dumas, Mal. chroniques, p. 5o1.

mal supportable, et prolongera dès-lors sa carrière.

Dans des lésions organiques très-graves, dans la phthisie pulmonaire, lorsqu'elle est parvenue au troisième degré, et même assez souvent au second, quel est le médecin qui oserait (du moins sans compromettre sa réputation) se hasarder de promettre une guérison ? Combien d'hydropisies se terminent par la mort, pour quelques-unes qu'on parvient à guérir. Hippocrate lui-même, dans le traité *de Morbis, sect. V.*[a], nous a laissé quelques documens qui nous sont, à cet egard, très-utiles. « *Sunt verò minime lethales, nisi quid ipsis accedat, diuturnæ in articulos fluxiones, melancholia, podagra, coxendicum affectus, tensemus, quartana, tertiana, stranguria, ophtalmia lepra, impetigo.* »

Si parmi les maladies chroniques, quelques-unes sont mortelles, tandis que plusieurs ne mettent point en danger les jours du malade, il y en a d'autres qui ne peuvent se guérir qu'à la longue, et qu'il est même quelquefois dangereux de guérir, comme l'ont dit et le répètent souvent les maîtres de l'art : convaincus de cette vérité, nous en avertissons sans cesse les malades ; mais, qui veut nous croire ? et combien de gens, à cet égard, ne nous rendent que trop tard justice ! C'est dans ces circonstances, que beaucoup de malades abandonnés, comme on le dit, des médecins, ou plutôt se refusant à suivre leurs conseils, ont recours aux charlatans, à ces hommes chez qui l'imprudence tient presque toujours lieu du savoir, et qui, sans cesse tourmentés par la soif de l'or, sacrifient tout à leur insatiable cupidité ; c'est alors que pour se conserver la confiance du malade, et pour le satisfaire, il faut qu'ils le trompent : ne faisant plus que la médecine du symptôme, dirigeant tous les efforts, employant tous leurs moyens pour faire disparaître les accidens, sans jamais s'inquiéter des conséquences fâcheuses qui en résulteront tôt ou tard.

C'est un besoin, c'est un désir bien naturel pour celui qui souffre, d'éloigner la douleur. C'est un devoir pour le médecin de chercher à donner au moins du soulagement dans des maladies que la nature seule ne pourrait guérir sans la réunion de circonstances dont nous ne sommes pas toujours à même de disposer. Ce devoir indispensable justifie, en quelque sorte, les tentatives de l'empirisme. En effet, dans le traitement de plusieurs maladies chroniques, qui, en fatiguant les malades, font le désespoir des médecins, que faire, lorsque les méthodes ordinaires sont insuffisantes ou inutiles ? *Ad extremos morbos extrema exquisitè remedia optima*, a dit Hippocrate. L'expérience et l'analogie doivent donc diriger alors les vues du médecin vers des méthodes empiriques. Il se trouve alors légitimement autorisé à employer des remèdes qu'indique le raisonnement fondé sur l'expérience de leur utilité, dans des cas semblables.

Puisque les maladies chroniques sont, en général, si difficiles à guérir, le point le plus important, sans doute, serait d'indiquer les moyens de les prévenir, d'en arrêter le développement dès l'origine, et de ne point attendre une époque où bien souvent les ressources de l'art deviennent impuissantes. Mais on ne peut que rarement atteindre ce but si désirable, parce que souvent les dispositions, à telle ou telle maladie chronique, ne sont pas toujours assez prononcées pour que le malade y ait pu donner, dans le tems, une attention suffisante.

A l'apparition des premiers symptômes, on espère qu'ils n'auront aucune suite ; dès-lors on les néglige, parce qu'on en méconnaît l'importance. Le mal fait insensiblement des progrès, et le médecin n'est souvent consulté qu'au moment où le malade s'y trouve forcé par la douleur et l'augmentation des premiers symptômes devenus plus graves.

Un simple engorgement glanduleux, qui existe quelquefois des années sans douleur, et dont on s'apperçoit à peine par cette raison, développera peut-être, dans la suite, une série d'accidens qui prouveront alors que la masse entière des humeurs est infectée d'un vice scrophuleux ou cancéreux. La maladie vénérienne serait rarement aussi grave que nous la rencontrons quelquefois dans la pratique, si l'on consultait les gens de l'art dès que les symptômes, qui annoncent et caractérisent l'infection, se sont manifestés : *Principiis obsta.* Au moral comme au physique cherchons toujours à détruire le mal dans son principe.

Une des causes qui contribuent si souvent à favoriser le développement des accidens précurseurs des maladies chroniques, et même à les aggraver, c'est le zèle indiscret avec lequel des gens qui, ne manquant ni d'esprit ni d'instruction, mais sans être médecins, sans même avoir en physique, en chimie, en physiologie des connaissances suffisantes, distribuent néanmoins, à tort et à travers, dans la société, des recettes contre toute espèce de maux.

Ces recettes peuvent être bonnes ou mauvaises ; mais comment, dans le premier cas, celui qui dit les tenir d'un praticien expérimenté, peut-il être sûr que les circonstances dans lesquelles il se permet d'en indiquer l'usage, sont les mêmes que celles où cet habile praticien les avait prescrites et recommandées ?

L'alcali volatil fluor a été conseillé dans les brûlures et contre la piqûre des insectes. Je me rappelle à ce sujet avoir lu anciennement dans les journaux, qu'une personne s'étant, à table, brûlé la langue, un de ces prôneurs de recettes indiqua l'usage de ce moyen : l'application eut malheureusement, comme on peut le croire, des suites fâcheuses. Mille exemples de ce genre ne suffiraient peut-être pas pour convaincre ces gens-là que, dans l'emploi des médicamens, de quelque nature qu'ils soient, la connaissance et l'habitude des doses, ne peut être que le fruit d'une longue expérience.

Tout le monde dans la société se mêle plus ou moins de médecine, et croit en avoir le droit; ce serait tout au plus un ridicule sans conséquence s'il n'en résultait pas souvent de grands abus. Cependant on s'en abstiendrait si l'on voulait réfléchir, si l'on voulait convenir, même sans blesser son amour-propre, qu'il est permis d'ignorer ce qu'on n'a jamais appris, et qu'on n'a pas même dû apprendre.

Dans toutes les transactions qui intéressent et peuvent compromettre notre fortune, nous nous ferions un scrupule de ne point consulter un homme de loi ; s'agit-il de la santé, quelquefois même de la vie, les dernières personnes dont on réclame les lumières et les conseils, ce sont les gens de l'art !

Les préceptes de l'hygiène doivent être, sans doute, mis à la portée de tout le monde, et plus l'art de conserver la santé sera généralement répandu, plus les hommes devront y gagner. Mais en voulant populariser la médecine, sans faire le bien dont on s'était flatté, on a fait souvent un mal auquel on ne s'attendait pas. Les praticiens qui ont publié des ouvrages de médecine domestique sont, à cet égard, tombés dans un extrême qui n'est pas sans inconvéniens, puisque ces traités de médecine mis à la portée de tout le monde atteignent si rarement leur but.

L'homme qui dérobe à des occupations d'un tout autre genre quelques momens de loisir pour lire *l'Avis au peuple*, *la Médecine domestique*, *le Manuel de santé*, etc., ne peut se flatter d'acquérir que des connaissances superficielles dans un art qui exige de si longues études, selon Hippocrate lui-même. En lisant ces ouvrages estimables, d'ailleurs, en saisira-t-on toujours le véritable sens ? Saura-t-on se mettre en garde contre de mauvais raisonnemens, de fausses conséquences ? En se trompant souvent soi-même, ne s'exposera-t-on pas à induire les autres en erreur ? On s'effraye souvent alors quand on n'a réellement rien à craindre, et l'on se croit sans aucune espèce de danger quand on a tout à risquer.

Il est arrivé souvent qu'avant que le médecin ait visité le malade, les gens qui l'entourent avaient déjà prononcé sur la nature de la maladie. On avait saigné, émétisé, purgé, parce que les ouvrages que nous avons cités indiquaient ces moyens et en conseillaient l'usage. Mais l'on ne s'était pas douté, on n'avait pas même soupçonné qu'il existe des complications qui devaient peut-être procrire ou faire différer l'emploi de ces moyens. Le praticien peut seul lever ces obstacles, resoudre ces difficultés, non en vertu de son diplôme, qui ne lui donne de droits à la confiance publique, qu'autant qu'il sait la mériter par ses travaux, sa prudence, et une expérience consommée.

CHAPITRE II.

Traitement des maladies chroniques.

En rapportant la cause de toutes les maladies chroniques à des altérations dans les forces dynamiques et plastiques ; en les considérant par rapport aux accidens qu'elles manifestent, et que nous subdivisons en spasmodiques, adynamiques, paralytiques ou cachectiques, nous sommes à même de conclure que les indications que nous avons à remplir dans leur traitement dépendent de ces altérations ou générales ou particulières.

Les indications prophylactiques ont nécessairement rapport à l'air, aux climats, au régime, au tempérament, aux affections morales, aux différentes habitudes. Les indications curatives doivent être variées et modifiées selon la nature des diverses maladies chroniques, les systêmes d'organes qu'elles affectent, les accidens qu'elles y font naître et qu'elles y développent. Quelques-unes de ces maladies réclament une méthode qu'on nomme peut-être improprement spécifique, puisque sous l'influence de circonstances différentes, des moyens différens peuvent guérir et ont guéri les mêmes maladies.

La phthisie pulmonaire, quand elle n'est qu'au premier degré, a été souvent guérie par le seul changement de climat. Le scorbut de mer s'est souvent dissipé comme de lui-même, lorsque le malade, en s'éloignant des côtes maritimes, peut vivre de végétaux, et rétablir ainsi, à l'aide d'un bon régime, d'une méthode tonique et fortifiante, l'énergie vitale considérablement diminuée.

L'usage modéré des préparations antimoniales, le soufre et les mercuriaux à petite dose, réussissent le plus souvent dans les maladies cutanées chroniques. Un séjour prolongé sur les bords de la mer, l'eau et les bains salés, les boissons toniques animés avec l'acide sulphurique dulcifié, la poudre de rhubarbe et de quinquina, guérissent journellement, en Angleterre et en Hollande, nombre d'enfans scrophuleux. Le mercure administré intérieurement et extérieurement fait disparaître les accidens syphilitiques. Les douleurs rhumatismales céderont le plus souvent à l'usage des sudorifiques, des bains, frictions, à l'application d'un ou de plusieurs vésicatoires. Les obstructions et engorgemens des viscères seront combattus avec avantage par les tisanes apéritives, les fondans savoneux, le fer, la scille, le mercure, la ciguë, les frictions et lotions appropriées.

La goutte, cette maladie si rebelle, dont on

parvient à pallier les symptômes, dont on éloigne les paroxysmes, mais qu'on ne guérit pas radicalement, parce que les malades se refusent trop souvent à suivre le régime convenable ; la goutte céderait peut-être à l'abstinence du vin, des liqueurs fortes, à une nourriture moins recherchée, à beaucoup d'exercice, à un travail journalier et opiniâtre, qui, en fatiguant le corps, le débarrasserait d'une surabondance de sucs qui nuisent moins, sans doute, par leurs qualités, que par leur quantité.

On cite, à ce sujet, le trait d'un ecclésiastique d'un tempérament pléthorique, accoutumé à une très-bonne chère, jouissant d'un très-grand embonpoint, et qui, depuis longues années, était tourmenté de la goutte. Enlevé par des pirates, il resta deux ans esclave en Barbarie. Une nourriture peu abondante et très-frugale, un travail pénible et journalier, produisirent chez lui le meilleur effet. Il fut racheté, et revint dans sa patrie délivré de cet excessif embonpoint qui lui avait été si incommode et si préjudiciable. Les années qu'il vécut, depuis cet événement, se sont écoulées sans le moindre ressentiment de goutte.

Les passions sont les ressorts de l'homme moral ; il faut savoir en maîtriser les effets, et non les anéantir. Aimables ou bienfaisantes, nos passions, en nous rendant heureux, peuvent faire le bonheur de tout ce qui nous entoure ; odieuses ou terribles, elles éloignent de nous tout ce qui est bon, tout ce qui est juste, elles n'enfantent que le mépris, la haine ou l'effroi. C'est à leur influence sur le système nerveux, c'est aux anomalies nombreuses qu'elles y produisent que sont dues ces affections spasmodiques qui nous tourmentent si cruellement, en empoisonnant notre malheureuse existence.

L'attrait si séduisant des jouissances, si nous en abusons, devient presque toujours pour nous une source de longues et cuisantes douleurs. L'excessive ambition du savoir, en affaiblissant nos organes les use avant le tems, dérange nos facultés intellectuelles, et peut nous priver à jamais de la raison.

Les lois de notre organisation nous défendent tout abus, tout excès ; mais, oubliant trop souvent que la modération, compagne inséparable de la sagesse, peut seule maintenir l'équilibre entre nos passions, nous mettons sans cesse à contribution notre cœur et notre esprit, nous épuisons pour ainsi dire en un jour cette somme de forces qui ne devait se consumer que dans l'espace d'un demi-siècle.

Celles de nos affections nerveuses qui ne reconnaissent point une cause physique sont généralement l'effet des écarts de notre raison. La plupart des différentes aliénations mentales sont si évidemment produites par l'abus et l'excès des passions que les secours moraux et les consolations de l'amitié deviennent ordinairement un des moyens les plus essentiels de leur traitement.

Les convulsions, l'épilepsie, le tétanos et beaucoup d'autres affections nerveuses, spasmodiques et adynamiques, dépendent souvent des lésions organiques qui affectent sympathiquement l'organisme. Ces maladies résistent le plus souvent à l'emploi des médicamens les mieux indiqués. Mais n'est-ce pas quelquefois la faute des malades ? Ont-ils toujours assez de courage, de résolution sur eux-mêmes pour s'astreindre en même-tems à un régime sévère; à la vérité, mais que leur état rend indispensable? Sont-ils toujours assez réservés sur le choix et la quantité de leurs alimens ? Se privent-ils convenablement des jouissances vénériennes? Font-ils assez d'exercice ? Se plaindre sans cesse de l'insuffisance des ressources thérapeutiques ; répéter que les malades ne guérissent point, et en accuser presque toujours assez indiscrètement les gens de l'art, n'est-ce pas oublier que les inconséquences et l'intempérance du malade sont souvent seules à blâmer ?

Il est fâcheux de rencontrer généralement tant d'obstacles dans la pratique civile, pour constater par des autopsies cadavériques la nature des maladies devenues mortelles. Combien cette démonstration oculaire ferait-elle découvrir de lésions organiques, tellement graves par leur nature, l'organe affecté, les effets qui devaient nécessairement en résulter, qu'elles étaient essentiellement mortelles,

et au-dessus de toutes les ressources de l'art. Sans
que les autopsies cadavériques soient réellement
toujours nécessaires au praticien pour augmenter
ses lumières, éclairer son diagnostic, et rendre
à l'avenir son pronostic plus sûr, elles serviraient
au moins, dans bien des cas, à justifier sa conduite
aux yeux du public. Que de connaissances précieuses, à cet égard, sont dues aux travaux de
Bonet, de Morgagni, Baillie, Portal, etc.

Les différentes espèces de paralysies viennent encore grossir le nombre des maladies chroniques,
qu'on regarde le plus généralement comme incurables. Cependant beaucoup de faits heureux constatent les avantages et les succès de l'électricité et
du galvanisme dans les affections nerveuses. Plusieurs paralysies ont été guéries par ces moyens ; on
réussirait peut-être plus généralement encore, on
tirerait un plus grand parti de ces moyens, si l'on
ne voulait pas quelquefois s'obstiner à ne les employer que d'une manière exclusive.

Dans le traitement des différentes affections nerveuses, on ne devrait y avoir recours que comme
moyens auxiliaires stimulans, mais stimulans bien
supérieurs à ceux qu'on emprunte ordinairement
des diverses substances médicamenteuses.

MM. L'abbé Le Noble, Thouret et Andry, ont
obtenu des succès en employant l'aimant contre
plusieurs affections nerveuses. Des praticiens distingués, en Angleterre et en Allemagne, ont égale-

ment proposé l'aimant pour la guérison de l'odon-
talgie, de la surdité, pour celle de la paralysie et
du rhumatisme. Plusieurs ouvrages estimés contiennent le résultat et les succès de leurs tentatives.

L'altération des forces *plastiques*, digestives,
doit avoir nécessairement une très-grande influence
dans la production de plusieurs maladies chroniques. C'est par cette raison que la dyspepsie doit
être regardée comme une des causes qui disposent
le plus ordinairement les individus qui en sont
tourmentés, à un assez grand nombre de maladies
chroniques. Cette maladie, que M. Odier (1) divise en deux espèces, a été envisagée par lui sous
un point de vue plus simple et plus conforme à
l'observation.

Il reconnaît, 1.º la dyspepsie par atonie, dont
les symptômes principaux sont le dégoût, les gon-
flemens, les aigreurs, les vents, les vomissemens
après le repas, les constipations habituelles, etc. ;
2.º la dyspepsie par irritabilité. Cette seconde espèce est fréquente dans les grandes villes, sur-tout
chez les personnes qui ont souvent les bras en action. M. Odier a observé que les mouvemens de
ces membres disposaient singulièrement à cette maladie. Les symptômes propres à cette seconde espèce sont les suivans : le malade n'éprouve aucun

---

(1) V. Journal général de Médecine, t. 40, p. 333.

dégoût ; mais quelle que soit la nature des alimens dont il fait usage, il est toujours incommodé, une ou deux heures après le repas, d'un poids douloureux à l'estomac, de crampes, de nausées qui se terminent par le vomissement. M. Odier a découvert que l'oxide blanc de bismuth était, dans ce cas, le remède dont il retirait le plus de succès, principalement lorsque cette espèce de dyspepsie n'offrait aucune complication. On unit ordinairement l'oxide blanc de bismuth à quelques grains de magnésie ; on en donne en débutant deux à trois grains, et on réitère cette dose jusqu'à quatre fois par jour ; on peut la porter graduellement à celle de trente, toujours dans les vingt-quatre heures.

Les principaux moyens dont M. Odier fait usage pour combattre la première espèce de dyspepsie sont les stimulans aromatiques, les toniques, les amers, les ferrugineux et un régime approprié.

Les effets consécutifs d'une dyspepsie prolongée seront le plus ordinairement les obstructions et les engorgemens du système lymphatique, accidens fâcheux, rebelles, si souvent ignorés ou méconnus dans le principe, et qui se terminent tôt ou tard par la fièvre lente, le marasme, l'hydropisie et quelquefois, quoique plus rarement, le diabétès.

Les différentes espèces d'hydropisies dépendent toutes d'une altération dans les diverses fonctions du système lymphatique. Dans toutes, l'atonie gé-

nérale des forces vitales les précède et les accompagne. Les différentes inflammations chroniques,
quelles qu'en soient les causes, les engorgemens
des glandes et des principaux viscères, en sont ordinairement des symptômes, ou précurseurs, ou
consécutifs, ou concomittans.

Les urines devenues alors très-rares ne compensent plus par leur excrétion les effets de cette force
absorbante de la peau, et qui devient, dans ces
circonstances, proportionnellement plus considérable. L'œdème des extrémités inférieures, l'ascite
et l'anasarque succèdent assez souvent aux fièvres
quartes dont elles sont fréquemment une des funestes conséquences.

Les différentes espèces d'hydropisies sont généralement regardées comme mortelles, sur-tout si
le malade est avancé en âge, épuisé par des maladies antérieures, s'il habite un climat froid et humide, et que ses moyens ne lui permettent point
de se procurer une nourriture tonique et fortifiante. C'est encore un grand inconvénient pour
lui, s'il se trouve privé de vin, sur-tout le blanc,
qui, rendu convenablement diurétique, remplit
alors la double indication d'apéritif et de tonique.
Stahl attribue en partie, et certainement avec raison, l'ascite qui suit si souvent les fièvres intermittentes, à l'abus du quinquina. Les médecins qui
n'envisagent, d'après Brown, cette maladie que
sous le rapport asthénique, doivent convenir, s'ils

sont de bonne foi, de l'inexactitude et de l'insuffisance de leur théorie. N'éprouvent-ils pas en effet
beaucoup moins de succès dans le traitement de
cette maladie rebelle, que ceux qui se sont attachés à des principes différens ?

J'ai été à même d'observer fréquemment, dans
les hôpitaux, la marche des différentes espèces
d'hydropisies, sur-tout de celles qui succèdent
aux fièvres intermittentes. Dans les hôpitaux de
Postdam et de Dantzick, elles m'ont paru généralement plus nombreuses et plus fréquentes que
dans d'autres contrées de l'Allemagne, où j'ai fait
le service médical. Mais en général, dans les hôpitaux de Dantzick sur-tout, on voyait peu de malades qui, à la suite de fièvres quartes rebelles,
n'eussent les jambes œdématiées, la figure bouffie,
et qui quelquefois ne fussent en même-tems atteints
d'ascites. Plusieurs militaires sont entrés dans mes
salles avec ces symptômes, d'autres les y ont con-
tractés.

Pour prévenir des accidens qui sont si souvent la
suite des fièvres quartes, doit-on toujours chercher
à couper, comme on dit, la fièvre, par l'usage des
fébrifuges ? Dans tous les cas où il n'y a aucune
complication qui puisse faire craindre que la cessation de la fièvre soit un mal, il est convable de
l'essayer ; et si le quinquina est de bonne qualité,
on verra, dès les premières doses, ce qu'il est permis d'espérer à cet égard. Mais si, malgré l'emploi

de ce moyen, à des doses convenables, on s'apperçoit que la fièvre résiste, il est plus prudent d'y renoncer et d'abandonner à la nature la cure d'une fièvre qu'elle guérit si souvent, sans inconvéniens, sans danger, aux approches du printems.

Une méthode qui peut et doit être préférable dans la pratique civile, ne l'est pas toujours dans les hôpitaux militaires. En effet, les dangers auxquels se trouve exposée la santé des malades, à raison de l'insalubrité inévitable des salles de fiévreux, et les besoins du service militaire, veulent qu'on ne conserve les malades dans les hôpitaux que le tems strictement nécessaire pour la guérison.

D'ailleurs, les localités ne permettant pas toujours d'établir des salles de convalescens, on est quelquefois réduit à choisir entre plusieurs inconvéniens, le moindre ; et la guérison d'une fièvre aussi longue que l'est généralement la fièvre quarte (lorsque cette guérison est possible), doit nécessairement faire place à d'autres considérations.

Le bon quinquina étant devenu très-rare pendant les dernières guerres, les officiers de santé en chef des hôpitaux, d'après les intentions du ministre, furent invités à faire l'essai des divers succédanés de l'écorce du Pérou, et à constater, par leurs expériences, les avantages qu'il serait permis d'espérer de l'emploi de ces moyens.

Aucun de ceux dont j'ai fait usage, tels que le

marronnier d'Inde, la camomille, la gentiane, la
bistorte, le sulfate de fer, ne m'a réussi d'une
manière aussi prononcée que l'arseniate de potasse.
J'ai fait part à M. le docteur Sédillot, rédacteur
du Journal général de Médecine, dans une lettre
que je lui ai adressée, et qu'il a fait insérer dans
le N.º de novembre 1813, des succès que j'ai
obtenus de l'emploi de ce puissant fébrifuge.

Mes résultats se sont trouvés d'accord avec ceux
qu'avaient précédemment obtenus MM. Fodéré,
Des Granges et autres. Mais dans le cas d'ascite,
de leucophlegmatie et autres complications, je
me suis abstenu d'un moyen qui aurait certainement aggravé les accidens.

Quant à la suite de maladies antérieures ou de
fièvres intermittentes non guéries, on s'apperçoit
de symptômes d'hydropisie abdominale, que les
jambes sont œdématiées, nul doute que le traitement ne doive être alors mixte ; aussi, dans ces
circonstances, me suis-je attaché à soutenir, à ranimer les forces vitales des malades, en augmentant
leur portion de vin, en leur prescrivant des potions
toniques, des tisanes apéritives, les pillules du scille,
de digitale, mais sur-tout en faisant usage de lotions
et embrocations toniques.

Je faisais, en outre, envelopper les jambes des
malades avec des linges trempés dans une forte décoction d'écorce de chêne, ajoutant par pinte une
once de sel marin. Chez quelques malades, de lé-

gères mouchetures sur le dos du pied ont été pra-
tiquées avec succès ; et deux fois la paracenthèse a
réussi et sauvé les malades.

Un des moyens auxiliaires dont je ne saurais trop
recommander l'usage dans le traitement des maladies chroniques, et qui m'a été souvent d'un grand
secours, ce sont les frictions spiritueuses et toniques. Le procédé à suivre, pour en rendre l'effet
plus sûr, est fort simple.

Je fais faire une espèce de chausson de toile,
de la longueur et de la largeur de la main ; j'y fais
laisser, sur le côté, une ouverture suffisante pour
y passer le pouce. On trempe ce chausson dans
une décoction ou infusion appropriée, à laquelle on
ajoute, selon le besoin et l'indication, sur la quantité d'un verre, une ou deux cuillerées à bouche
d'eau-de-vie, d'alcool camphré, différentes espèces
de teintures, et quelquefois du sel marin, du mu-
riate d'ammoniaque, de la potasse, etc.

Il faut avoir soin, avant de se servir de ce chausson, de l'humecter et de le frotter légèrement
avec un morceau de savon ; rien de plus facile
alors que de frictionner l'estomac, la poitrine,
le dos même et les autres parties du corps. C'est
un moyen d'augmenter puissamment l'énergie du
système cutané, de fortifier le malade, sans fatiguer son estomac par des stimulans énergiques,
dont il n'est pas toujours en état de supporter
long-tems les effets.

En résumé, les moyens dont on doit faire usage dans le traitement des maladies chroniques, doivent nécessairement varier selon la nature de ces maladies. Peut-être dans le traitement des affections chroniques n'attache-t-on pas une assez grande importance au régime convenable. Je dois citer, à cet égard, les heureux effets que produit dans le *radsyge* de Norwége, ou lèpre du nord (1), ainsi que dans plusieurs affections cutanées chroniques très-opiniâtres, mais sur-tout dans les maladies vénériennes rebelles au traitement mercuriel, la diète appelée *diète de faim*.

Ce régime consiste à ne donner au malade, pour toute nourriture, que deux onces de viande bouillie ou rôtie, qui ne soit pas grasse, avec autant de pain, à midi, pour dîner, et la même chose le soir, pour souper. La boisson, par vingt-quatre heures, consiste en une décoction de deux onces de racine de salsepareille ou de squine dans cinq livres d'eau commune réduite à moitié. On y joint six grains d'extrait de ciguë en pilules, à prendre soir et matin. Il est rare que l'effet désiré se fasse attendre plus de six semaines avec ce traitement. Je l'ai vu moi-même, dit M. Demangeon, employer avec tout le succés possible, contre des maladies larvées et sans caractère précis, lors-

***

(1) V. Journal général de Médecine, t. 25, p. 151.

qu'elles avaient résisté à tout autre moyen de guérison.

Outre le régime convenable dans les maladies
chroniques, l'usage habituel des fruits, et sur·tout des
fruits rouges, il faut avoir quelquesfois recours aux
saignées, aux évacuans, quand l'usage s'en trouve
indiqué. L'exercice et la dissipation y sont toujours
indispensables. Les boissons, ou adoucissantes, ou
apéritives, ou toniques, feront souvent plus d'effet
à la longue, que des moyens beaucoup plus actifs.
C'est sous ce rapport qu'on recommande si généralement l'usage des eaux minérales.

Dans le traitement des maladies chroniques, les
exutoires, et principalement les cautères, deviennent indispensables, au moins pour prévenir des
accidens graves, sur-tout dans les maladies qui
affectent la masse entière des humeurs, et qui ne
laissent guère d'espérance d'une cure radicale.

On se trouvera également bien de l'usage des
lotions, embrocations, fomentations, des frictions
sèches ou humides, des bains froids, chauds, de
vapeurs simples ou rendues médicamenteuses selon
les circonstances. L'électricité, l'aimant, le galvanisme, le changement même de climat, seront
alors des moyens essentiels ou auxiliaires. Dans tous
les cas, c'est sur le choix, la réunion et la conti-
nuité de ces moyens que doivent être nécessairement basés les élémens d'une méthode ou curative ou palliative.

Un des points essentiels, et qu'il est important de ne jamais perdre de vue dans le traitement des maladies chroniques, c'est de remédier aux accidens qui surviennent souvent pendant leur longue durée, et qui n'en sont, à proprement dire, que des épiphénomènes. Telles sont les douleurs, les spasmes, les convulsions, les hémorrhagies, diarrhées non critiques ; dans ce cas il faut avoir recours aux moyens indiqués par la circonstance, et que le discernement du praticien le met à même de désigner de préférence.

Les anciens médecins, et Hippocrate lui-même, nous ont laissé, sur le traitement des maladies chroniques (dont plusieurs leur étaient cependant inconnues), des documens précieux et d'une grande importance, mais qui sont incomplets. Plusieurs d'entr'eux ont mieux exposé les symptômes que développé les principes du traitement des maladies chroniques. On retire, à cet égard, peu de fruit de la lecture des ouvrages de Galien, qui s'est longuement occupé des ressources que, dans le traitement des maladies chroniques, on pouvait espérer des méthodes rationnelles et empiriques. Les ouvrages d'un grand nombre d'auteurs, et sur-tout de ceux qui se sont spécialement occupés des monographies, contiennent des détails et des [observations d'un grand intérêt.

Sous le rapport du traitement des maladies chroniques, les écrits de Stahl offrent d'excellentes vues, et on en retirerait plus d'avantages si l'on ne s'acharnait pas, pour ainsi dire , à lui reprocher sans cesse que les principes de sa doctrine ne peuvent être d'aucune application dans le traitement de ces maladies. Stahl conseille toujours avec discernement l'emploi des moyens qui sont propres à ranimer , soutenir , augmenter les forces de la nature , ou qui peuvent en modérer convenablement la réaction.

Dans les affections chroniques où l'adynamie prédomine , ne conseille-t-il pas de combattre les effets du spasme par des délayans , des tempérans , des anti-spasmodiques ? Selon ses sages préceptes, dans toutes les maladies qui dépendent d'altérations , d'anomalies dans les forces plastiques, il faudra joindre à l'emploi des évacuans ces préparations spécifiques approuvées par l'expérience ; mais sans négliger tous les moyens capables de maintenir, entre les différentes forces vitales , cet équilibre qui conserve la santé , ou qui peut la rétablir en faisant disparaître , s'il est possible , les causes qui l'ont troublée.

Ainsi, en n'exagérant point les principes de Stahl et de ses partisans ; en s'attachant à tenir un juste milieu entre une méthode dangereusement ou expectante ou trop active, on saisira l'à-propos, et l'on ne mettra jamais une trop grande confiance dans l'emploi de ces moyens perturbateurs qui , à tout risque , doivent produire un grand effet.

On se tiendra toujours en garde contre le dangereux axiôme d'un grand nombre d'empiriques, *remedium anceps melius quam nullum.*

ESSAI

SUR

LA PHILOSOPHIE MÉDICALE.

QUATRIÈME PARTIE.

THÉRAPEUTIQUE.

CHAPITRE PREMIER.

Principes généraux.

Nous pouvons réduire les indications thérapeutiques les plus essentielles, à celles que semble autoriser la nature elle-même, dans le traitement des maladies internes. La plupart des nouveaux médecins philosophes, en adoptant cette idée, ont simplement admis, dans cette branche de la médecine, trois grandes divisions générales, c'est-à dire qu'ils ont classé les médicamens en *calmans, toniques* et *évacuans.*

Cette classification est absolument la même que celle proposée par M. Bérard, dont nous avons déjà parlé ; et elle paraît, à certains égards, la plus simple et la plus naturelle. En effet, quelque variées que nous paraissent les différentes maladies, elles ne nous présentent, comme nous l'avons déjà observé, que trois indications principales à remplir : 1.º augmenter les forces quand elles sont affaiblies ; 2.º les diminuer quand elles sont excessives ; 3.º évacuer ou altérer une matière morbifique.

Mais si ce simple énoncé des principes les plus importans de l'art semble devoir en rendre la pratique très-facile, quel est le praticien qu'un long exercice de sa profession n'a pas souvent convaincu de l'impossibilité d'employer isolément et exclusivement l'une ou l'autre de ces méthodes ? Une privation absolue de toute substance alimentaire, le repos, le calme des passions, des boissons aqueuses, nitrées et oxymelées, prises en abondance, des lavemens, des pédiluves suffiront, dans bien des cas, pour calmer promptement la trop grande irritabilité des organes, et mettre la nature à même de guérir des maladies très-graves.

Dans d'autres circonstances, ces seuls moyens seraient insuffisans. L'expérience consommée pourra seule nous indiquer alors jusqu'à quel point il faut retrancher et évacuer, pour soutenir ensuite convenablement les forces qu'un régime débilitant, trop long-tems prolongé, ne manquerait pas d'épuiser. Dans les fièvres pernicieuses, négligeant à dessein toutes considérations accessoires, n'est-on pas obligé d'avoir recours sur-le-champ au quinquina et aux toniques les plus énergiques?

Les divisions et subdivisions du théoricien peuvent être souvent bonnes et utiles, mais il est rare que, dans la pratique, elles soient toujours suffisantes. Un système médical peut nous présenter les phénomènes rangés dans un ordre plus convenable, plus commode, pour en faciliter l'étude et le classement ; mais auprès d'un malade, sans une grande habitude de voir, sans une certaine facilité de distinguer les objets, de les apprécier, on se trouble, on hésite, et l'on perd un moment précieux qu'il n'est plus possible ensuite de retrouver.

On a fait avec raison, aux partisans enthousiastes de la nouvelle médecine philosophique, les mêmes reproches qu'à Brown ; mais ces reproches s'adressent plus particulièrement à ceux qui, en voulant tout expliquer et tout régler, d'après leurs principes, donnent dans des travers qui pourraient bien certainement compromettre la santé et la vie même des malades.

Les premiers principes sont, sans doute, puisés dans de bonnes sources ; mais on a souvent tiré de ces principes de dangereuses conséquences, et on en a fait de très-mauvaises applications à la pratique. Ce qui le prouve, c'est que plusieurs médecins célèbres en Allemagne, après s'être montrés zélés défenseurs de cette doctrine, ont abjuré publiquement leur erreur. Ils ont trouvé ces hautes spéculations de si peu de valeur au lit du malade, qu'ils ont eu le courage de renoncer à d'inintelligibles chimères (1), et professé depuis les sages et utiles documens du père de la médecine.

On a pu se permettre de rapporter, avec les partisans de la nouvelle médecine philosophique, les phénomènes généraux de la vie à des formes *magnétiques* et *électriques*, ou mieux encore à des

---

(1) Le langage thérapeutique de la plupart des nouveaux médecins philosophes est non-seulement obscur, mais même ridicule. Qu'entendent-ils par transformation des artères en veines ? Conçoit-on ce qu'ils veulent dire, en nous annonçant que le nitre est *l'artérie* dans *l'artérialité*, le mercure *l'artérie* dans *la venosité*, le musc *l'artérie* dans le système nerveux ? Les sels, ajoutent-ils, conviennent à l'artérie, les métaux à la venosité, les fleurs aux nerfs, les écorces à la lymphe. La grande analogie qu'a le système lymphatique avec la venosité est la cause des puissans effets que produisent les métaux, les racines, les écorces, dans les affections du système lymphatique, etc., etc. Cet excès de sagesse ressemble beaucoup au délire, c'est comme le dit Hecker : *Per sapientiam insanire.*

puissances *dynamiques* et *plastiques*. On peut
même dire que les maladies, considérées sous ce
point de vue, ne sont que des altérations plus ou
moins variées de ces forces. Mais le traitement de
leurs complications si multipliées peut-il n'être fondé
que sur l'application, trop souvent arbitraire, de
ces principes généraux basés sur les lois du magnétisme et de l'électricité ?

Les documens et les règles thérapeutiques, conséquences souvent illusoires de ces principes, se-
ront-ils toujours suffisans ? Existe-t-il en effet une
seule de nos maladies au traitement de laquelle on
pourrait rigoureusement appliquer l'action isolée
des forces compressives et expansives ? On a fait
et on devait faire le même raisonnement contre le
système de Brown, qui se trouve être, en quelque sorte, une dépendance de la médecine philosophique. Le danger qu'il y aurait de ne s'attacher qu'aux phénomènes dépendans de l'état sthénique ou asthénique des forces vitales, justifie, à
tous égards, les courageux efforts des médecins
hippocratiques, pour éloigner de leur doctrine et
de leur pratique ce qu'ils ont appelé le *vandalisme*
de Brown.

Ce qui détruit en grande partie les idées thérapeutiques des Browniens, c'est que plusieurs phénomènes pathologiques ne peuvent être rapportés à
un simple état sthénique ou asthénique, comme
nous l'avons déjà fait observer. En outre, beau-

coup de substances nutritives et médicamenteuses ont une action spécifique très-prononcée sur certains organes et sur certaines humeurs qu'ils sont destinés à sécréter. Cette action spécifique est sans doute un phénomène d'excitabilité , mais qui tient à une sensibilité relative et à des affinités et combinaisons chimiques particulières. On est donc forcé d'admettre en thérapeutique, au moins comme subdivision , une méthode spécifique.

Tout le monde connaît l'odeur particulière que la térébenthine , les asperges , le pain grillé , communiquent aux urines. La sueur et les crachats s'imprègnent très - sensiblement d'une odeur de soufre. Le mercure , introduit en suffisante quantité dans l'économie animale , affecte spécialement les glandes salivaires , et en augmente considérablement la sécrétion. Certaines substances facilitent et augmentent l'expectoration. Les cantharides et le nitre ont une action très-marquée sur les voies urinaires. Quelques-unes font vomir ; d'autres purgent , tuent les vers. Les fièvres intermittentes se guérissent par l'usage du quinquina et autres substances qu'on désigne sous le nom de fébrifuges. Plusieurs affections nerveuses cèdent à l'usage du camphre, de l'ether , du musc , de la valériane , et autres anti-spasmodiques.

Tous ces faits ne servent-ils point à justifier la dénomination de spécifiques, dénomination qu'on retrouve dans beaucoup d'auteurs qui ont écrit

avant que les nouvelles nomenclatures fussent connues et adoptées. Si l'on veut entendre par spécifique une substance qui guérit essentiellement et
exclusivement telle ou telle affection morbifique,
il n'y en a aucune qui puisse mériter ce nom.
Mais à la rigueur, pour quiconque veut être de
bonne foi, qu'importent toutes ces discussions,
toutes ces distinctions purement nominales ? Souvent loin de hâter les progrès de la science, elles
ne font que les retarder.

Le but essentiel de la thérapeutique est de
conserver la santé, de prévenir les maladies, ou
d'éloigner les causes qui les ont produites. Toutes
les maladies, soit aiguës, soit chroniques, manifestent des symptômes qui sont des anomalies
des forces sensitives, motrices, digestives et intellectuelles. Ces anomalies ne se présentent jamais
simples, c'est-à-dire seules et isolées ; mais le plus
souvent elles sont plus ou moins compliquées.
Ainsi, par exemple, dans une fièvre gastrique on
rencontre quelquefois des symptômes nerveux,
gastriques, inflammatoires, putrides, tellement
combinés, qu'il n'est plus possible de les traiter
isolément et consécutivement.

Dans le cas où des organes, tels que le cerveau,
le poumon, le foie, ou la matrice, etc., se
trouveraient en même tems affectés, ces complications n'en seraient que plus graves, et for-
ceraient le praticien à mettre dans l'emploi de ses

ressources thérapeutiques, toute la prudence et la circonspection dont il est capable.

La saignée pourra suffire pour guérir les symptômes inflammatoires, diminuer l'irritation nerveuse ; mais elle ne suffira pas pour débarrasser l'estomac de la saburre dont il est surchargé. Il en sera de même des anti-spasmodiques. Les vomitifs resteront toujours indiqués dans ces circonstances ; d'où il résulte que si les méthodes thérapeutiques sont regardées avec raison comme des subdivisions utiles dans l'enseignement, elles ne peuvent jamais être, dans la pratique, isolées les unes des autres, ni employées, en quelque sorte, exclusivement.

Les calmans et les évacuans seront quelquefois nécessaires et devront être mis en usage en même tems. Dans d'autres maladies ce seront les toniques et les évacuans. Quelquefois, comme dans les fièvres pernicieuses, les toniques seuls, et même à très-haute dose, deviendront indispensables, et devront être administrés sans délai. C'est un point de doctrine essentiel, et sur lequel on est obligé de revenir souvent.

Dans une fièvre gastrique inflammatoire, il ne serait certainement pas indifférent de commencer par le vomitif et les purgatifs pour employer ensuite la saignée. La raison en est que la turgescence sanguine est une complication d'une importance majeure, et qui peut ou précéder ou accompagner les autres symptômes, mais à laquelle il faut d'abord porter remède , à cause de toutes les fâcheuses conséquences qui en résulteraient si l'on agissait autrement.

Lorsque les saignées, jugées nécessaires , auront été employées dans ce cas, les vomitifs dont on fera usage ensuite produiront un meilleur effet, et favoriseront ces crises naturelles qui terminent ordinairement les maladies aiguës. Les purgatifs sont des évacuans dont l'emploi n'est indiqué que lorsque la maladie est à son déclin, et qu'il s'est manifesté des signes de coction. Les anti-spasmodiques peuvent être indiqués, dès le début, par l'extrême irritabilité , tandis que dans le cas d'adynamie, d'épuisement des forces vitales, il sera convenable d'avoir recours aux stimulans fixes et diffusibles.

Il ne serait point exact de dire avec Galien, que la vraie philosophie du médecin , c'est sa seule expérience ; car, en se permettant sur celle d'autrui un doute raisonnable et fondé, on doit avouer qu'il n'est pas possible de tout voir ni de tout vérifier par soi-même.

Au reste , pour toutes les indications thérapeutiques en général , le précepte d'Hippocrate *quæ ducere oportet, quo maximè vergant, eò ducenda per loca convenientia*, Aph. liv. 1. sec. 1. 21, et dont on rencontre à chaque pas des applications utiles et fréquentes , peut, en quelque sorte , suffire

au praticien pour régler sa conduite, selon l'âge,
le sexe, le tempérament, les constitutions épidémiques, et assurer le choix de ses moyens
curatifs.

CHAPITRE II.

Méthodes thérapeutiques.

D'APRÈS les considérations dans lesquelles nous sommes déjà entrés, on est forcé de convenir qu'il est impossible de faire usage, dans le traitement des maladies, soit aiguës, soit chroniques, d'une méthode qui s'applique, en particulier, à tous les élémens dont elles se composent. D'une autre part, comme les phénomènes sthéniques ou asthéniques ne sont certainement pas les seuls auxquels on doive et puisse faire exclusivement attention dans diverses maladies, on a senti qu'il fallait nécessairement suivre une autre marche ; on a donc regardé comme plus sage et plus utile d'adopter dans la thérapeutique quelques subdivisions indispensables.

Le célèbre Barthez admet trois classes de méthodes curatives, savoir : méthodes naturelles, analytiques et empiriques. Les méthodes empiriques, suivant le choix du traitement et son résultat, sont ou imitatives, ou spécifiques, ou perturbatrices. L'on doit, à tous égards, accorder sa confiance aux méthodes imitatives et spécifiques. Les premières nous sont indiquées par la nature elle-même. Les secondes sont le fruit d'heureuses tentatives auxquelles le raisonnement, l'expérience des succès marqués et constans nous ont engagés de donner la préférence ; mais que n'a-t-on pas à craindre de l'emploi des méthodes qu'on appelle perturbatrices?

Ces méthodes sont le plus souvent fondées sur les apperçus d'une théorie qui, ne permettant d'envisager que les grands effets qu'elles doivent produire, se dissimule les inconvéniens qui peuvent en résulter. Peut-on troubler impunément la marche de la nature? Peut-on, sans courir des risques, lui donner une direction qui la contrarie dans ses vues et ses intentions ? La nature, dans la guérison de toutes les maladies, a une marche souvent conforme aux circonstances ; nous en avons la preuve dans l'ankylose. Certainement, l'ankylose est une terminaison fâcheuse de la carie des têtes osseuses, et qui a souvent lieu à la suite des dépôts dans les articulations ; mais cette terminaison soude les os, et à l'inconvénient près de la perte du mouvement articulaire (ce qui est peu de chose aux orteils et aux dernières phalanges des doigts de la main), elle devient la cure radicale d'accidens auxquels l'amputation, jugée nécessaire, eût pu remédier plus promptement, et qu'elle eût même prévenus.

Quel est le praticien qui oserait se flatter de produire, à volonté, des évacuations d'un autre ordre, qui remplaceraient celles auxquelles la nature était accoutumée, et que l'on croit important de supprimer ? Il n'en est point de la guérison d'une maladie comme d'un problême de mathématiques, dont on peut donner différentes solutions également courtes et élégantes ; et pourvu que les conditions du problême restent toujours les mêmes, les diverses quantités connues ou inconnues, dont il se compose, peuvent être ajoutées, soustraites, multipliées, divisées et même transposées à volonté. L'étonnante variation, dont les forces vitales sont susceptibles, ne permet réellement, en aucune façon, des calculs de ce genre. Il faut se persuader qu'on peut, dans bien des cas, aider et même diriger les efforts de la nature ; mais qu'il n'est jamais ni permis ni possible de la maîtriser.

La lecture des ouvrages de médecine publiés en Allemagne et en Angleterre, nous présente généralement une thérapeutique souvent beaucoup trop active, et dont les suites sont presque toujours tôt ou tard préjudiciables. Il en résulte qu'on produit, dans bien des cas, une surexcitation trop considérable, et les heureux effets qu'on en obtient ne sont, pour ainsi dire, que momentanés. L'extrême prostration des forces qui succède promptement est alors sans ressources ; elle conduit bientôt le malade au tombeau. Il serait permis de rappeler, à cet égard, le précepte d'Hippocrate : *Medicus quiescere nescius, periculosus.*

Si le choix des différentes méthodes thérapeutiques est réellement d'une très-grande importance,
le tems convenable pour administrer les diverses
espèces de méditations dont elles se composent
réclame également toute l'attention et toute la sagacité du praticien. « On peut admettre comme
» précepte général, dit M. Alibert, que les subs-
» tances médicamenteuses qu'on dirige sur les or-
» ganes de la vie assimilatrice, doivent être admi-
» nistrées dans des tems très-éloignés de la diges-
» tion. Celles que l'on dirige vers les organes de
» la vie de relation doivent être administrées dans
» des tems où cette même vie n'est point soumise
» à l'action des stimulans extérieurs. Ainsi l'opium
» et les autres narcotiques produisent un meilleur
» effet administrés le soir. »

Les indications générales, et les plus importantes
dans le traitement des maladies, exigent, comme
nous l'avons déjà dit, ou des calmans, ou des toniques, ou des évacuans. Les trois méthodes essentielles qui en dérivent, pour devenir utiles dans
la pratique, ont donc nécessairement besoin de
subdivisions secondaires, et de quelques éclaircis-
semens dont nous allons nous occuper.

En indiquant que l'action des médicamens, de
quelque nature qu'ils soient, doit être ou calmante,
ou tonique, ou évacuante, nous devons ajouter
qu'ils peuvent être tous administrés, sauf quelques
restrictions, soit intérieurement, soit extérieure-

ment. Dès-lors , pour faciliter le classement des moyens thérapeutiques , et réduire à un plus petit nombre des subdivisions déjà trop multipliées, dont quelques-unes même sont inutiles , il suffirait de conserver comme générales les méthodes calmantes, toniques et évacuantes ; et dans l'emploi que l'on peut faire des différens médicamens dont elles se composent , on se bornerait à n'en considérer les applications variées que comme gastriques, intestinales ou cutanées. Ce sont les subdivisions qu'adopte le docteur Schwilgué, et qui, à raison de leur simplicité, me paraissent, sous tous les rapports, préférables.

La diète forme un des articles les plus importans et les plus essentiels dans les différentes méthodes thérapeutiques. On doit la considérer non seulement sous le rapport de là privation de tout aliment, mais encore sous celui de la quantité et de la qualité des différentes espèces de substances nutritives dont se compose le régime des malades. Elle est, comme le remarque le docteur Barbier, à l'article *diète*, dans le dictionnaire des sciences médicales , ou sucrée , ou acidule , ou farineuse , ou lactée, etc. ; elle peut remplir, en outre, des indications toniques, fortifiantes, excitantes.

Dans la méthode calmante, soit interne, soit externe, doivent être compris tous les moyens qui sont propres à diminuer l'énergie des forces vitales, et dont la surexcitation devient un phénomène morbifique. Elle comprendra également les divers moyens de tirer du sang, tels que l'artériotonie, la phlébotomie, les sangsues, les ventouses scarifiées, les boissons adoucissantes oxymelées et nitrées, les lavemens, les pédiluves, les fomentations et frictions émollientes, les onguens composés de substances calmantes, anti-spasmodiques ; les potions avec la valériane, le camphre et l'éther ; l'opium uni au camphre et au vinaigre, les bains tièdes, les épithèmes composés de plantes émollientes qu'on fait légèrement bouillir dans de l'eau commune, à laquelle on ajoute quelquefois du vinaigre.

Il ne faut pas manquer dans tous les cas où l'on trouve que la réaction est déjà trop forte, que le malade est naturellement ou accidentellement très-irritable, de prescrire un silence rigoureux, d'éviter autant que possible toute espèce de bruit, et de ne point fatiguer ses yeux par une lumière trop vive. Dans quelques accidens décidément nerveux, on a retiré de grands avantages d'une musique douce et agréable, qui se fait entendre à une distance un peu éloignée. L'approche des personnes qui plaisent au malade, que lui-même affectionne, ou qui lui sont plus particulièrement attachées, devient encore un objet d'une importante considération, et auquel il faut toujours faire attention en pareille circonstance. L'expérience journalière fournit, à cet égard, des preuves de ces sympathies ou antipathies que fait naître ou qu'aggrave, dans diverses affections morbifiques, une susceptibilité nerveuse plus ou moins exaltée, sur-tout chez les jeunes personnes du sexe, leurs passions généralement très-vives modifiant plus ou moins les diverses maladies auxquelles elles peuvent être exposées.

Les principaux élémens de la méthode évacuante sont les vomitifs, les purgatifs, les expectorans, les sialagogues, les errhins ou sternutatoires, les sudorifiques et les diurétiques.

La méthode tonique, interne et externe, se compose de l'emploi des substances amères toniques, astringentes, des stimulans fixes et diffusibles. Le vin, le quinquina, le musc, le phosphore, mais sur-tout les préparations ferrugineuses, ainsi que celles de quelques autres substances métalliques, y jouent un rôle plus ou moins important. Il faut y joindre l'urtication, les vésicatoires, les sinapismés, le feu, l'électricité, le galvanisme, les lotions, ablutions, douches et bains d'eau froide, les fomentations aromatiques, les onguens composés de substances qui jouissent d'une propriété tonique, fortifiante. Enfin, l'exercice et toutes les ressources empruntées de la gymnastique.

Comme il se rencontre dans la pratique plusieurs circonstances qui exigent l'emploi de moyens qu'on ne saurait ranger spécialement dans les différentes classes dont nous venons de parler, plusieurs médecins ont cru devoir adopter, à leur égard, la dénomination indéterminée de dépuratifs, d'altérans, etc. C'est pourquoi nous rencontrons dans plusieurs écrits de thérapeutique et de matière médicale, comme annexe des méthodes évacuante, calmante, tonique, une méthode dépurative, spécifique ou altérante.

Cette dernière méthode renferme les substances qui agissent sur l'économie animale, sans produire d'évacuations sensibles, sans que l'effet qui résulte de leur action puisse être regardé comme tonique ou calmant. Quelques-unes de ces substances ont une vertu admise, sous certains rapports, comme spécifique. Telles sont le mercure, le soufre, les préparations antimoniales, les crucifères, etc. Dans le traitement des affections qu'elles combattent, il faut y joindre souvent l'usage des calmans, des toniques, des évacuans et des différens exutoires, dont l'usage, dans quelques circonstances, devient indispensable.

La plupart des substances médicamenteuses dont nous faisons généralement usage peuvent s'administrer et s'administrent souvent par des applications cutanées. Le mode et la nature de ces applications ont beaucoup varié, se sont beaucoup multipliés, et c'est ce qui a fait admettre à cet égard une méthode particulière, qu'on désigne sous le nom de méthode *jatraleptique*. Elle s'est singulièrement perfectionnée dans ces derniers tems par les travaux de MM. Brera et Chrétien.

CONCLUSION.

J'avais l'intention d'entrer dans quelques détails sur les propriétés et les effets des différens moyens thérapeutiques dont je viens de parler, mais c'eût été dépasser de beaucoup les bornes de cet essai. Je termine donc ici la tâche que je m'étais imposée. En m'occupant de la rédaction de cet ouvrage, non-seulement j'ai cherché à suivre les effets nombreux et variés des forces vitales, soit dans l'état de santé, soit dans celui de maladie, j'ai désiré en outre mettre le lecteur à même de saisir la liaison et l'enchaînement de ces forces avec les grandes lois primitives de l'Univers. C'est ce point essentiel et fondamental de la nouvelle philosophie médicale auquel je me suis plus particulièrement attaché.

Les modifications si nombreuses et si variées qui s'offrent à nous, dans l'exercice des diverses fonctions de l'organisme, sembleraient au premier coup-d'œil échapper et se soustraire, pour ainsi dire, à l'influence de ces lois générales. Nous ne pouvons, en effet, ni connaître ni compter tous les chaînons de la chaîne immense des êtres. Notre ignorance laisse nécessairement subsister de nombreuses lacunes dans nos écrits sur la contemplation des merveilles de l'Univers. Mais il suffit de nous arrêter à ce dogme important, savoir : que tous les êtres de la nature, en se rapprochant par des propriétés qui leur sont communes, se distinguent en même-tems par des qualités qui leur sont particulières.

On a été à même de se convaincre que tous les faits que nous présente l'étude de l'économie animale, nous pourrions dire plus généralement de tous les êtres organisés, nous forcent de convenir que *l'excitabilité* est pour nous un phénomène physique du premier ordre. Il unit et enchaîne tous les autres phénomènes secondaires de la vie.

L'excitabilité n'est réellement qu'une dépendance de la sympathie ou antipathie, si l'on veut, de la convenance ou disconvenance des divers élémens de la nature, une dépendance des lois de leur union, de leur désunion continuelles ou alternatives, de leurs forces attractives et répulsives. Nous avons dit que la sensibilité est une excitabilité ou sensoriale ou nerveuse, l'irritabilité une excitabilité musculaire. Sans cette distinction si nécessaire on confondrait les modifications différentes d'une même cause, on ne concevrait plus aussi facilement pourquoi tel ou tel système d'organes, tel ou tel organe même en particulier, ne ressent exclusivement que l'impression d'un ordre déterminé d'excitans.

L'action qu'exercent les diverses substances médicamenteuses n'est qu'une excitation relative, spécifique et particulière, et qu'il est tout naturel de croire soumise aux lois générales dont elle n'est strictement qu'une modification. Les spéculations du théoricien ne doivent point aller au-delà; quant aux vues du praticien, elles se réduisent à constater, par une longue suite d'expériences, non-seulement la réalité de ces effets, sous le rapport physiologique, mais les circonstances pathologiques qui, dans l'emploi des médicamens, ou s'en rapprochent ou s'en éloignent.

C'est donc l'excitabilité vitale qui nous met en quelque sorte sous la dépendance de tous les êtres qui nous entourent. Elle devient pour nous un phénomène physiologique fondamental, et qui nous permet, à certains égards, d'isoler la science de l'homme de celles qui n'en sont que d'utiles accessoires. Aussi Brown, et le plus grand nombre des vitalistes modernes, s'arrêtent-ils à ce point de doctrine pour fixer les bases de leurs systêmes.

On a pu voir, en lisant l'exposé de la théorie de Sthal, combien les idées lumineuses de cet homme de génie se rapprochent de celles que nous enseignent aujourd'hui les nouveaux médecins philosophes. D'après les mêmes vues, et dans les mêmes intentions, ils ont partagé les fonctions de la vie en deux grandes classes, c'est-à-dire en fonctions physiques et psycologiques ou intellectuelles, les ramenant toutes à l'acte de connaître et de se reproduire.

Leur principal but a toujours été de multiplier

les preuves qui, dans les phénomènes si variés de
la nature, constatent un dualisme universel. Dans
leurs écrits ils s'occupent sans cesse de développer
les lois immuables de ce consensus, de cet antagonisme, de cette harmonie, de ces contrastes
que le génie des philosophes anciens et modernes
nous avait souvent désignés comme effets, comme
dépendances des forces attractives et répulsives.

Si parcourant leurs divers ouvrages, vous êtes parvenus à saisir le véritable sens d'expressions quelquefois métaphysiques, plus souvent inintelligibles,
vous aurez dû voir que leurs recherches, leurs
profondes méditations se sont toujours dirigées vers
la connaissance de l'être infini, de l'éternel arbitre des destinées du monde, et qui seul, sans
être enchaîné, tient dans ses mains la chaîne immense de tous les êtres dont se compose l'Univers.

D'après l'opinion de ces philosophes, le mouvement et la pensée sont les deux idées prototypes,
les deux principes fondamentaux du monde phénoménique et intellectuel. Adoptant quelques-unes
des idées de Platon, de Berkley, de Leibnitz et
de Bonnet, ils nous enseignent que les diverses
propriétés qui caractérisent les nombreux individus
des trois règnes, celles qui distinguent les végétaux de l'animal, s'enchaînent par des gradations
infiniment variées en s'élevant jusqu'à l'homme,
que les anciens philosophes avaient si ingénieuse-

ment appelé, comme nous l'avons dit, par ex-
cellence, le *microcosme*. En effet, la nature de
l'homme se manifeste sans cesse par des effets qui
prouvent, d'une part, la supériorité et l'indépendance de son intelligence, de l'autre, la dépendance physique dans laquelle il se trouve des causes
que nous désignons généralement sous ce nom.

Les Fichte, les Schelling, les Reinhold, et autres
novateurs, ont-ils rendu à la science de l'homme
autant de service que se le persuadent quelques
médecins en Allemagne? Sans doute, que de nouveaux et d'ingénieux rapprochemens ont été présentés dans l'étude de la nature, que les faits particuliers se sont offerts liés d'une manière plus précise, et mieux coordonnée aux causes générales
dont ils dépendent ; mais l'application que ces médecins philosophes ont faite de leurs principes aux
différentes branches de la médecine, telles que la
physiologie, la pathologie et la thérapeutique, n'a
pas eu le même succès, et ne nous a le plus souvent offert que les dangereux écarts de leur imagination, à la place des utiles préceptes de la raison
et de l'expérience.

Nous arrêtant à la division générale la plus naturelle et la plus simple de nos fonctions, en fonctions physiques et intellectuelles, nos principes
secondaires doivent nous être nécessairement four-
nis par d'autres sciences. Comme nos fonctions
physiques s'exercent plus ou moins rigoureusement,

en vertu des lois de grandeur, de masse et de vîtesse, nous sommes sans cesse forcés, pour donner l'explication de ces phénomènes, pour en saisir tous les rapports, d'emprunter de la physique
ces principes auxquels l'ont graduellement conduite
les données positives acquises par une suite d'expériences plus ou moins variées.

La chimie devait et pouvait seule nous expliquer
les faits qui sont sous la dépendance des forces
digestives, puisqu'en effet cette force assimilatrice,
qui répare à chaque instant les pertes continuelles
qu'éprouvent nos différens organes, ne paraît pas
agir autrement qu'en vertu des mêmes lois d'affinité, de ces lois de combinaison et de décomposition dont la chimie s'occupe spécialement.

Ce n'était que dans les profondeurs de la métaphysique qu'il était permis et possible de puiser
les connaissances nécessaires pour nous élever jusqu'à celles des lois de l'entendement et de la volonté, et nous en faire même connaître les aberrations.

Mais comme tous les phénomènes de la vie s'enchaînent, en se modifiant de mille et mille manières, la philosophie médicale devait donc les
considérer isolés ou réunis, et sous leurs rapports
dynamiques, plastiques et intellectuels. Cette marche est la seule que le médecin puisse suivre avec
avantage, pour embrasser, dans toute son étendue,
la science de l'homme physique et moral.

Que l'étude de l'homme et de la nature, en ramenant sans cesse nos pensées vers les preuves évidentes de notre puissance et de notre faiblesse, soit toujours pour nous plutôt un objet d'utilité que d'orgueil ou de découragement, et pendant la courte durée d'une existence fugitive, tâchons de diriger tous nos efforts vers le bien !

J'ai cru, avec quelques auteurs dont j'ai suivi le plan, que dans l'étude de la science de l'homme, après tout le parti avantageux qu'on a su tirer de l'analyse, cette méthode synthétique à laquelle on a paru attacher, dans ces derniers tems, une si grande importance, en Allemagne, mais dont on a malheureusement tant abusé, pouvait être de quelque utilité. Mais en partant d'une donnée primitive en fondamentale, à laquelle, avec le secours de l'analyse, nous nous étions graduellement élevés, en suivant, dans une progression descendante, ses rapports et ses dépendances avec les principes des autres sciences, nous devons toujours nous arrêter de préférence à ces documens qui sont d'une application constante et plus généralement utile dans l'art de guérir.

Je ne me dissimule point les nombreuses imperfections dont un ouvrage de ce genre est nécessairement rempli ; elles me forcent de réclamer l'indulgence de ceux auxquels il est plus particulièrement destiné, et qui, jeunes encore, auraient le tems et le désir de s'en occuper.

Puisse la lecture de cet Essai leur offrir un sujet d'importantes méditations ! Puisse-t-elle leur faire concevoir l'espérance d'élever un jour, à la gloire de l'art et pour le bien de l'humanité, un monument plus durable et plus utile !

F I N.

TABLE DES CHAPITRES.

AVANT-PROPOS, page j

PREMIÈRE PARTIE.

PREMIÈRE SECTION.

CHAPITRE I. Principes philosophiques, 1
CHAP. II. L'existence de Dieu, vérité première et fondamentale, 10
CHAP. III. Considérations sur l'organisation de l'Univers, sur la vie générale et individuelle, 17

SECTION SECONDE.

THÉORIE DE STHAL.

CHAP. I. Principes fondamentaux, 23
CHAP. II. Physiologie, 36
CHAP. III. Pathologie et thérapeutique, 5o

SECTION TROISIÈME.

Résumé historique des progrès de la médecine, depuis Hippocrate jusqu'à nos jours.

CHAP. I. Hippocrate. Galien, 57
CHAP. II. Paracelse. Vanhelmont. Sylvius, 61
CHAP. III. Boerhaave, 66
CHAP. IV. F. Hoffmann, 74
CHAP. V. Système des Vitalistes, 8o
CHAP. VI. Cullen, 85
CHAP. VII. Système de Brown, 88

(292)

Chap. VIII. Théorie de l'excitation ,   95
Chap. IX. Magnétisme animal. Philosophie de la nature ,   105

DEUXIÈME PARTIE.

PHYSIOLOGIE.

Chap. I. Principes généraux ,   117
Chap. II. Suite des considérations générales sur l'organisme ,   124
Chap. III. Classification des fonctions et des systèmes organiques , 133
Chap. IV. Des forces sensitives , dynamiques et plastiques ,   142
Chap. V. Sympathies, synergies , action et réaction des systèmes
     organiques ,   153
Chap. VI. Application de la physiologie à l'hygiène ,   159

TROISIÈME PARTIE.

PATHOLOGIE.

PREMIÈRE SECTION.

MALADIES AIGUES.

Chap. I. Principes de classification ,   167
Chap. II. Méthodes nosologiques ,   174
Chap. III. Pyrexies ,   182
Chap. IV. Théorie de la fièvre , proposée par Darwin ,   192
Chap. V. Remarques sur les différentes espèces de fièvres ,   200
Chap. VI. Fièvre nerveuse ,   210

SECTION SECONDE.

MALADIES CHRONIQUES.

Chap. I. Remarques générales sur cette classe de maladie ,   229
Chap. II. Traitement des maladies chroniques ,   247

QUATRIÈME PARTIE.

THÉRAPEUTIQUE.

Chap. I. Principes généraux,   265
Chap. II. Méthodes thérapeutiques,   275
Conclusion,   283

FIN DE LA TABLE.

FAUTES A CORRIGER.

Page 37, ligne 15 : *philosophe*, lisez *philosophie*.
Page 175, ligne 13 : *les*, lisez *le*.
Page 227, ligne 7 : *disposait*, lisez *disposaient*.
Page 241, ligne 14 : *tensemus*, lisez *tenesmus*.
Page 242, ligne 1 : *imprudence*, lisez *impudence*.
Page 258, ligne 23 : *du*, lisez *de*.